タイムマネジメントが病院を変える

医療現場における働き方改革

神戸大学大学院医学研究科教授
岩田健太郎

中外医学社

ラインホールド・ニーバーの祈り

O God, Give Us
Serenity To Accept What Cannot Be Changed,
Courage To Change What Should Be Changed,
And Wisdom To Distinguish The One From The Other

神よ
変えることのできるものについて、
それを変えるだけの勇気をわれらに与えたまえ。
変えることのできないものについては、
それを受け入れるだけの冷静さを与えたまえ。
そして、変えることのできるものと、変えることのできないものを、
区別する知恵を与えたまえ。

　大村の合理主義は，ときに人の神経を逆撫でするようなところがある．しかし司馬さんは，そんな大村の，他者との軋轢を生みかねない「他の日本人とちがっているところ」を書くことによって，合理主義者が時代を変革する力を描き出すのです．

　司馬さんは，（中略）「思想は人間を酩酊させる」，「日本人の酩酊体質」という表現をよく用いました．

　したがって，『花神』では日本人の形式主義というものが存分に否定されています．合理主義の反対は不合理主義に違いないのだけれども，多くの場合，不合理を生み出しているのは，言ってみれば形式主義なのです．

　磯田道史『100分de名著　司馬遼太郎スペシャル』「花神」より

目次

II

III

プロローグ──
ムダな水やりの話と、サル痘水際対策の話と、古文漢文の話

　庭に水やりをしたすぐあとで、激しい夕立が降ってきたりすると心底がっかりします。計画性も生産性もない作業にムダな時間、ムダな水道水を浪費してしまった自分を責めます。こういうムダは本当に嫌いなのです。

　ところが、このような生産性のない作業を容認したり、ひどいときには奨励すらするエートスが日本のここかしこに見られます。曰く、「毎日、水やりをやるその気持が大切なんだ」とか「努力は裏切らない」とか「確かに、気の毒な話だが、一定の効果はあったと思う」といった、努力を奨励する努力主義です。

　大量の雨水が落ちてくる夕立に対して、ぼくが撒くことのできる水の量などたかが知れていて、とても「一定の効果があった」などとは言えません。こういうのをぼくは「毛が3本生える育毛剤」と呼んでいます。常識的に言えば、3本しか毛が生えない育毛剤は「ヤクタタズの育毛剤」ですが、たちの悪いタイプの役人とかは詭弁を弄して「毛は生えたのだから、一定の効果はあった」と言うのです。

　意味がないとわかっていても、毛が3本的な「一定の効果」にすがって、人的、物的リソースの無駄遣いを止めない。よくある話です。

　ちょうどこの文章を書いているとき、国外からの「サル痘」の輸入例が報告されていました。報道によると、政府は水際対策を強化するそうですが、サル痘のような性感染症の性質が強い感染症に対して、「水際」が役に立つことはほぼありません。インフルエンザのような呼吸器感染症ですら、水際対策の感度は2割ちょっとしかなく、実質的な輸入防御には役に立たないことがわかっています。はいはい、そこのあなた、「完璧とは言えないけれど、一定の効果が」とか言わないでくださいね。

Nishiura H, Kamiya K. Fever screening during the influenza（H1N1-2009）pandemic at Narita International Airport, Japan. BMC Infect Dis. 2011 May 3; 11: 111.

　海外に行かれる方はご存知だと思いますが（昨今はなかなか行けません

2

が)、空港の入国時に感染症関係のチラシをベタベタ貼って「水際」対策をとっているのは、ぼくが知る限り日本だけです。そのくらい、空港で感染症をブロックするのは難しいのです。もちろん、空港検疫で感染症が見つかることはありますが、その多くはデング熱のような潜伏期が極めて短い感染症です。デング熱は蚊媒介感染症で、ヒト-ヒト感染はしませんから、空港で捕まえる特段のメリットはありません。はいはい、そこのあなた、「特段のメリットはなくても、一定の効果は」とか言わない言わない。一時期の新型コロナ感染対策のように、海外からの渡航者をブロックする覚悟で対策をとれば別ですが、渡航者の流入をOKにしながら感染症だけを入れない、というのは現実的な方法ではないのです。現実的ではないから、他の国はそういう方法を採択しないのです。それなのに、日本は「駄目とわかっているのに」やっている。わかってないのか、わかってないことがわかってないのか。悩ましいところです。

　話は変わりますが、「学校教育で、古文とか漢文とかを教えるのは無駄だ」という主張を耳にすることがあります。「あんなものを勉強しても、実社会で役に立った試しはない」のだそうです。ただ、「実社会で役に立たない」という主張には注意が必要です。ほとんどすべてのことは、役に立てていない限り、役に立たないからです。

　「日常生活に困らないレベルの英語」という言葉があります。

　ぼくは1998年からニューヨーク市に5年間、研修医として勤務していました。当時、多くの日本人がニューヨークに住んでいましたが、一定数の方々はほとんど英語力がつかないまま米国に滞在し、そして帰国していきました。

　実は、英語なんて全然できなくても、「日常生活」には困らないのです。日本人だけでつるんで、インナーサークルで生活していれば困らない。買い物とかに行っても、別に喋らなくても用は足せます。

　自分の基準を下げ続けている限り、どんなに英語ができなくたって「日常生活には困らない」のです。

　実社会で、必要なときに漢詩を諳んじたり、古典を引用して、窮地を突破したり、新しいアイデアを発揮する人はいます。もちろん、それができなくたって「日常生活には困らない」わけで。英語ができなくても、算数

　ができなくても、自分のレベルを下げ続けていれば、いつだって「困りません」。だから、ある人が「あんなものを勉強しても、実社会で役に立たない」というエピソードを披露しても、それは何の根拠にもならないのです。その人が、学んだことを実社会で役に立てていない、というカミングアウトをしているだけに過ぎないのです。

　もっとも、それはそれとして、ぼくは現在の学校での古文や漢文の教育方法は絶望的なまでに失敗しているとも思っています。

　それは、アウトカムに寄与していないためです。要するに、多くの人が「古文や漢文は実社会で役に立たない」と思っているわけで、そう思わせ続けた学校教育の失敗なのですね。何段活用とか、どこにレ点を打つとか、そういうのを暗記させて、受験させて、受験が終わったらおしまい、という教育構造を続けている限り、我々は実社会で古文も漢文も活用しません。「受験」という短期的なアウトカムに注力しすぎて、もっと長期的なアウトカムをガン無視してきた日本社会全体が大いに反省すべきところです（これは、現場の教師だけの問題ではなく、短期的なアウトカムに注力させてきた親たちや、大学や、会社など社会のほぼすべてが加担している問題なので、教師や文科省だけが反省すべき問題、ではないのです）。

　他の教科も同様です。神戸大学医学部の学生たちの英語力の低いこと、低いこと。大学受験までにものすごく時間を費やして英語の勉強に力を注いできたにもかかわらず、基本的なテキストや論文が読めないどころか、中学レベルの英会話すらおぼつかない学生が多いです。通俗的な偏差値での判定ならば、日本でトップレベルのオツムの良い集団を集めてきたはずなのにもかかわらず、この体たらくです。

　このように、マラソンを走るときにスタートから全力疾走させて、あとは疲れて止まってしまうような日本社会では、古文も漢文も英語も三角関数も、その他諸々の学校教育の成果も構造的に活用しにくいのです。学校教育での古文や漢文学習は無駄、などという暴言を相手にする必要はないとぼくは思いますが、それはそれとして学校教育の構造的変革は必要不可欠なのです。生産性とはなにか。ムダとはなにか。学校教育での古文や漢文学習はムダではないとぼくは思っています。が、それが長期的なアウトカムに寄与していない限り、生産性のないムダな時間とエネルギーの浪費

4

だともぼくは思います。

　生産性についてほとんど顧慮することなく、昭和の時代を突き抜けてしまった日本社会。山のようにムダ、無意味はありますから、それを形式ではなく本質で看取し、変革していくのが、このような世界を次世代に託してしまいそうな我々、老境の世代の喫緊の責務だとぼくは思っています。

　本書は、日本医療の「変革の道」を論ずるものです。「変革の道」とはなにか。それは、伊藤穣一さんの人気ポッドキャストのタイトルにあるような社会変革を意味します。

https://joi.ito.com/podcast/

　我々の医療業界も変革が必要です。なぜ変革が必要なのか。どうすれば変革が可能になるのか。本書がそれを明らかにしようとします。ぜひ、最後までお付き合いください。

──「働き方改革」は変革をもたらすか

　2024年に医療従事者における労働基準法の適用基準が変わります。本稿執筆時点で、医療機関はこの対応に追われています。が、形式的な議論が先行してしまい、問題の本質には十分に切り込めていないようにも思います。

　では、なぜ本質に切り込めないのでしょうか。そして、どうすれば本質的な「働き方改革」ができるのでしょう。

──時間は有限なリソース

　医療界において、正しく認識されていないことが多いのですが、時間は有限なリソース（資源）です。まずはこの事実から確認していきましょう。

　時間は誰もが持つことができます。ですから、「リソース＝資源」という認識を持ちにくいのは事実です。しかし、空気や水が誰でも手に入るに

もかかわらず、とても大事な資源であるのと同様、「どこにでもある」、「誰にでも手に入る」と思われがちな「時間」もまた、貴重なリソースなのです。

　しかも、このリソースは打ち出の小槌のようなものが無尽蔵に捻出できるものではありません。

　時間は有限です。1日は24時間しかありませんし、1年は365日（あるいは366日）しかありません。人の一生も有限で、未来永劫生き続けることのできる人もいません。

　だからこそ、有限なリソースである時間の有効活用はとても大事なテーマなのです。

　ときに、第二次世界大戦後、貧困のどん底にいた日本は奇跡的な高度経済成長を遂げました。なぜ、資源に乏しく、国土も狭い日本がこのような経済成長を遂げたのでしょう。

　もちろん、朝鮮戦争特需といった外的な要因、ある種の「幸運」もありました。ですが、同様に重要だったのが日本人の労働時間だったとぼくは思います。「リソース」としての労働時間を最大限活用したのです。

　すなわち、長時間労働です。

　カール・マルクスは『資本論』のなかで、商品の生産に必要な労働の価値を「労働時間」を使って論じています。

　そこで商品体の使用価値を度外視すれば、商品体に残っているものは、ただ労働生産物という属性だけである。しかし、この労働生産物もわれわれの手ですでに変えられている。労働生産物の使用価値を捨象するならば、それを使用価値にしている物体的な諸成分や諸形態をも捨象することになる。それは、もはや机や家や糸やその他の有用物ではない。労働生産物の感性的性質はすべて消し去られている。それはまた、もはや指物労働や建築労働や紡績労働やその他の一定の生産的労働の生産物でもない。労働生産物の有用性といっしょに、労働生産物に表されている労働の有用性は消え去り、したがってまたこれらの労働のさまざまな具体的形態も消え去り、これらの労働はもはや互いに区別されることなく、すべてことごとく同じ人間的労働に、抽象的人間的労働に還元されてい

るのである。

『資本論』第一巻より

「価値の大きさは抽象的人間的労働の量で計られ、抽象的人間的労働の量は労働時間で計られ」るというわけです（佐々木隆治『マルクス　資本論』角川選書）。

ぼくが学生時代にマルクスの『資本論』を読んだときは、この部分がよく理解できませんでした。

高額な絵画の作成などが典型的ですが、作業時間と価値が噛み合わないことなど、多々あるからです。ゴッホが100時間かけて描いた「ひまわり」と、普通の人が100時間かけて労働したことで得られる「価値」が同じなわけがない。なんで、労働の「価値」を全部、労働「時間」に還元できちゃうわけ？　と疑問に思ったものでした。

実際には、丁寧に『資本論』を読むと、マルクスも労働時間だけが「価値」を形成しているわけではないことを指摘しています。が、商品の「価値」というものを考量するときに、労働時間だけを基準にするモデルをここでは提起しているのですね。学生時代のぼくは「モデル」という抽象化の概念をよく理解できていなかったので、このような反発を感じたのでした。

モデル化はほぼあらゆる学問領域で行われている営為だと思います。しかし、モデルという概念の抽象性を咀嚼できないと、なぜそういう概念が存在するのかがわからない。

モデル（model）とは説明の対象となる複雑な現象の本質を抽象化・単純化したもの
インプリケーションとはモデルから論理的に導き出した命題のこと

浜田宏ら『社会科学のためのベイズ統計モデリング』朝倉書店

モデルは現実世界をそのまま写生したものではなく、本質のみを抽象化して抽出しています。そこから、インプリケーション（implication）が導き出されます。インプリケーションは、ぼくが回診のときにしばしば使う

用語です。患者の両下腿に浮腫があります。その現象が意味するインプリケーションとはなにか？　といったように。

　多くの医者は、インプリケーションをすっ飛ばして「対応」に走ってしまう悪弊を持っています。ひとつには医者の多くが忙しくてせっかちだからであり、ひとつにはインプリケーションまで考える習慣がないからだと思います。だから、

両下腿浮腫

からすぐに

CT を撮る
とか、
利尿薬を出す

といったアクションに走ろうとします。なぜ、両下腿に浮腫があるのか？　なぜ、片側ではないのか？　それは心不全や肝不全、あるいは腎不全といった全身に影響を及ぼす疾患の「徴候」としての浮腫なのか？　あるいは骨盤内腫瘍が下大静脈を圧迫、みたいな現象なのか？　はたまた、甲状腺機能低下症のような疾患が隠れているのか？　「両下腿の浮腫」の意味するところ、すなわちインプリケーションは、いったい何なのか。

　このような問いを立てる医者は、比較的少数派です。医者は「答えを出す」訓練を小学生の時からみっちり受けていますが、「問いを立てる」訓練はほとんど受けていなかったりします。だから、すぐに答えを出そうとする。答えを出す前に、問いを立てることが大切なのに。これは僕が『医学部に行きたいあなた、医学生のあなた、そしてその親が読むべき勉強の方法』(中外医学社) で論じたものです。医学部を卒業したら全方面的に頭脳明晰な印象がありますが、案外、そこかしこがすっぽ抜けているのです。
　物事の本質を見極めるには、抽象的な思考実験が必要になります。典型

8

的な例がガリレオ・ガリレイの「落体の法則」ですね。ガリレオはピサの斜塔で落体の実験をした、と言われていますが、あれは後世の作り話で、ガリレオ自身は落体の実験はしなかったようです。そのような実験による帰納法的な実証ではなく、演繹的に考えて「空気抵抗がなければ、どんな重さの物体も同じスピードで落ちるはずだ」と考えたのです。真空中での落体実験そのものは後世に行われて、ガリレオの見解の正しさはあとになって証明されました。

　アリストテレスは「重いものほど速く落ちるはずだ」と考えていました。この偉人の言葉が何千年も無批判に信じられていたのですが、そのような「常識」を覆したガリレオの慧眼は本当に素晴らしいと思います。

　繰り返しますが、ガリレオ自身は真空環境下での落下実験はしなかったのですが、「真空環境下であれば」という条件づきのモデルを考え、「落下の法則」という一種の真理を見出したのでした。

　「8割おじさん」として有名になった感染症数理モデルの専門家、西浦博先生は、「対策ゼロなら最大40万人死亡」と予測して大きな騒ぎになりました。もちろん、新型コロナで「対策をとらない」というのはありえない話でして、それは反実仮想（counterfactual）なわけです。

　そのようなモデリングは様々な領域の専門家が行っています。例えば、北朝鮮から核ミサイルが飛んできた場合の被害想定などです。たとえ実際には起きていなかったとしても、あるいは今後も起きなかったとしても、国防関係の専門家は想定し、シミュレーションしておくべき想定問答でしょうね。「まだ北朝鮮が核ミサイルを落としてないのだから、仮定の質問には答えられない」なんて言っている人にはリスク・マネジメントは依頼しないほうがよいのです。

　感染対策においても、「対策がない状態」での反実仮想的な被害を想定し、そこからどのような対策がどのようなリスク・ミティゲーション（risk mitigation）をもたらすかを検証するのが定石です。多くの人たち……そこには自称、他称の「知識人」たちもいましたが、この抽象概念たる「40万人」という数字をよく理解しないままに非難しました。ぼくが学生時代、「労働時間だけで労働の価値がわかるわけないだろ」と「資本論」を貶したように。それは端的に「自分たちが批判していることの意味を理解してい

ない」という無知、無理解からくる不当な非難でした。文句を言う前に、自分たちのリテラシーの欠如を恥じるべきでしたね。

　労働の価値がすべて労働時間に還元される、というのはもちろん事実とは言えません。しかし、マルクスがいみじくも指摘したように、労働において労働時間が一定の価値を有しています。他の条件が皆同じならば、長い労働時間がより多くの労働による価値をもたらすのもまた事実です。

　マルクスは、産業革命以降の英国の労働者の労働環境を問題視しました。当時の労働者は1日12〜16時間労働で週6日は働き、有給休暇も取れず、職場は劣悪で非常に危険な環境でした。小児も女性も働いていましたし、その賃金は男性成人の半分以下でした。そういう問題意識の中で、労働者の問題をモデル化した場合、労働時間は非常に考量しやすいサロゲートマーカーであったに違いありません。「労働時間」に着目してモデルを作ったマルクスはやはり非凡だったのだ、と今では思います。

Industrial Revolution Working Conditions [Internet]. History. 2014 [cited 2022 Jun 23]. Available from: https://www.historyonthenet.com/industrial-revolution-working-conditions

　さて、マルクスのみならず、労働の価値を労働時間に還元するものの考え方は我々のいる日本の社会でもとても浸透しています。

　その代表例が「労働基準法」です。

　本来、労働時間と言ってもぼーっとしている1時間とインテンシブに働いている1時間は同じではないのですが、我々はそういう「価値」の考え方は複雑で面倒くさいし相互換算できないので、暫定的に「時間」に換算するわけです。

　高度成長時代の日本人はそれこそ馬車馬のように働き、その労働時間の長さは経済成長を後押ししました。人口増加も続いており、これも「総労働時間」の増加に寄与しました。

　人口増による労働力の増加、さらに一人あたりの労働時間も増加したため、日本の「生産力」は伸び続け、それは日本という国全体を豊かにしてきました。ときに「日本人は勤勉だ」と褒められ、ときに「日本人はエコノミック・アニマルだ」と揶揄されてきた（今だったらアウトな表現でしょうが）日本人の労働時間の長さ。長い労働時間を原資に、日本はどんどん

豊かになっていき、世界最大の経済大国にまで成長しました。

　しかし、いつしか日本人は「勤勉さ」や「労働時間」だけを原資にせずに、高額な所得を手に入れるようになりました。投資活動です。「バブル経済」の時代の到来です。

　「絶対に上がり続ける」という幻想を担保に日本人は土地を買い占め続け、土地の購入が「勤勉な労働」よりも遙かに高額な収入をもたらしました。

　「絶対に上がり続ける」土地などは現実には存在しません。そういう当たり前の事実に気づかず、「みんなが買っている」という共同幻想に浸ってしまうのがバブルのバブルたるゆえんです。当然、バブルははじけ、人々が夢からさめて気づいたときには、日本は長い長い不況の時代に入っていました。

　1991 年にバブルが崩壊して、我々が世界一の経済大国であるという満足感を得られなくなったとき、長時間労働の弊害も顕在化しました。

　過労死という日本語は 1988 年から使われるようになった単語だそうですが、その後、英語の辞書にも「karoshi」として載るようになり、日本の奇妙で劣悪な労働環境を象徴するようになりました。

　過労死の問題が注目されたのは、電通社員の自殺問題からでした。1991 年 8 月 27 日に電通の入社 2 年目の社員が自殺。会社に強いられた長時間労働のため、うつ病を発症していたことが原因とわかりました。遺族は会社に損害賠償請求を起こし、2000 年に結審、電通は遺族に 1 億 6,800 万円の賠償金を支払うことになりました。

　このような長時間労働に関連した問題を受けて、日本政府は 1992 年に時短促進法を制定しました。しかし、罰則規定のないこの法律は長時間労働の悪習を抑止することはできませんでした。そして、電通では 2015 年にも新入女性社員が過労を原因に自殺し、またしても大きな問題になりました。

　このような背景もあって、ようやく 2017 年に「一億総活躍社会」が提言され、「働き方改革」がスタートしたのです。かつてのような長時間労働を前提とした働き方が時代に合わなくなったことを受けて、労働の柔軟性やワーク・ライフ・バランスがとれるようにするのを目標としました。具体的には、2019 年から様々な法改正を行いました。これを総称して「働き方

改革」と呼ぶのです。そして、これが医療者にとっての2024年問題へと
繋がっていくのでした。

　さて、日本人の労働時間は戦後増え続けましたが、1960年代に減少傾向。
70年代に入って横ばいになり、バブル崩壊後の90年代からさらに減少を
続けてきました。これは、単純に景気が悪くなったので残業が減ったとい
う側面もあるのかもしれませんし、前述のように「過労死」が問題視され
るようになり、労働者の長時間労働の是正に取り組んだ結果なのかもしれ
ません。いずれにしても、このグラフだけ見ると、日本の労働時間問題は
どんどん是正されていっているように思えます。

　現在の日本の労働時間はOECD加盟国の中でも22位で、長時間労働の
メキシコや韓国よりもずっと短いです。国際的に見ても、日本の労働時間
はそれほど長くない、と思ってしまいそうです。

　しかし、このデータにはちょっとしたトリックがあります。こうした
データは、パートタイムの労働者も含んでいるのです。これを常勤の労働
者だけで計算し直すと、やはり日本の労働時間は際立って高いことがわか

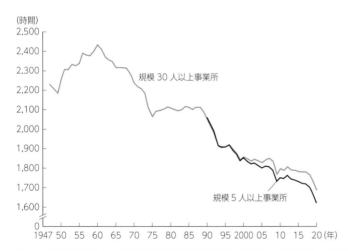

図1　常用労働者1人平均年間総実労働時間数（1951～2020年，年平均）
労働時間数　年間早わかり　グラフでみる長期労働統計．労働政策研究・研修機構
（JILPT）．https://www.jil.go.jp/kokunai/statistics/timeseries/html/g0501_02.
html（cited 2022 Jun 8）．

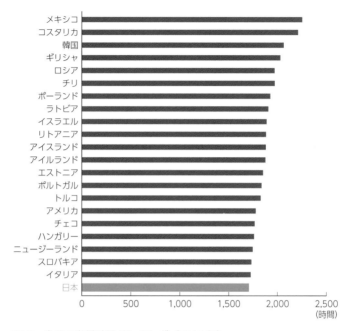

図2　世界の労働時間ランキング（2016 年）
（OECD©2021 働き方改革ラボより）

ります。特に男性の労働時間は世界でもトップです。

日本の労働時間は世界より長い？　日本の残業がなくならない理由と対策とは？
[Internet]．[cited 2022 Jun 8]．Available from: https://workstyle.ricoh.co.jp/
article/workingtime.html

　女性の方は、比較的労働時間は短いのですが、そこにも数字のトリック
があります。男性の労働時間が長いこともあって女性に家事や育児の負担
が集中するわけです。家事、育児の時間は「労働時間」にはカウントされ
ません。それは「労働」以外の何物でもないのですが。女性だけが楽をし
ているわけではありません。日本では男性も女性もしんどいのです。
　労働時間の長さもさることながら、特に問題なのは待機時間です。
　日本人労働者で際立って長いのが待機時間で、平均51分です。ドイツは
18分、イギリスは19分です。日本の労働環境が非効率なことがわかりま
す。

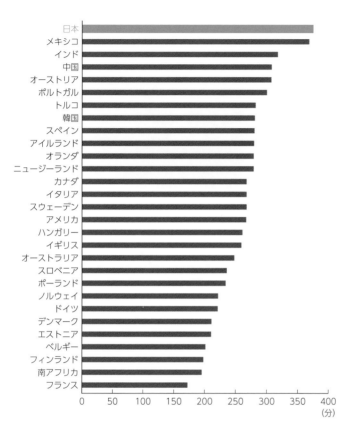

図3　男性1日当たりの平均労働時間（休日も含む・2014年発表データ）
（OECD©2021 働き方改革ラボより）

　では、なぜ労働時間問題が生じるのでしょうか。

　ジョン・メイナード・ケインズは、経済発展と生産性の向上のために人は1日に3時間も働けば生活に必要なものを得られると予想していました。ところが、2022年の現在も人は「1日3時間労働でも十分」という世の中を実現していません（特に日本では）。

　その理由の一つとして、我々の生活の基準が変化してきたことがあります。

　昔の人は、そんなに収入を得る必要なかったのです。お金を使う理由が

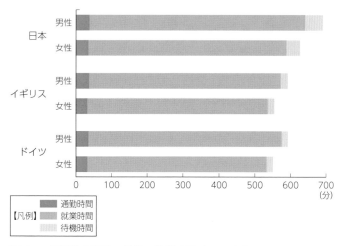

図 4　1日平均の通勤・就業・待機時間（2010 年）
（永井暁子．就業時間と待機時間の国際比較．より）©2021 働き方改革ラボ

そんなになかったからです。しかし、現代人の生活が昔の人のそれよりも
贅沢になり、必要なものが増えてきました。まずは冷蔵庫、洗濯機、ラジ
オ、テレビ。さらには高度教育、スマホ、インターネットなどなど。以前
は必要なかった様々な支出が重なっていったために、人は、やはりたくさ
ん働かなければならなくなった、というわけです。

> 櫨 浩一「ケインズの予言」の当たりとはずれの理由｜読んでナットク経済学「キ
> ホンのき」[Internet]．東洋経済オンライン．2019 [cited 2022 Jun 8]．Available
> from: https://toyokeizai.net/articles/-/300894

　しかし、理由はそれだけではありません。それだけだったら、なぜ日本
だけが特別に労働時間が長いのかを説明できません。現代社会においてい
ろいろな出費が必要なのは全世界共通の（少なくとも先進国においては共
通の）特徴であり、日本における特殊な状況を説明できないのです。
　やはり、日本の特徴は生産性の低さです。「待機時間」に代表されるよう
に、人間の労働に無駄が多いことが、本来ならば減らせるはずの労働時間
を長いままにしている大きな原因なのです。
　現に、海外では、特にヨーロッパでは労働時間はどんどん短くなってい
ます。

　例えば、フィンランド人は午後4時には仕事が終わるそうです（堀内都喜子『フィンランド人はなぜ午後4時に仕事が終わるのか』ポプラ新書）。毎年、1ヵ月は休暇もとります。

　このことに特に驚きはありません。なぜかというと、現在のぼくもまた、午後4時にはするべき仕事はたいてい終わっているからです。いや、現在だけではありません。米国にいたときも、中国にいたときも、概ね4時には勤務が終わり、そのまま帰宅するか、貯めていた仕事や研究の時間にしたりしていました。これは、ぼくだけが特別なのではありません。米国時代のぼくの同僚たちも同様に、夕刻には仕事を概ね終えていました。カンボジアの病院をサポートしていたときも、やはり夕刻にはほとんどの人は仕事を終えていました。シエラレオネやフィリピンなどで感染症対策を支援していたときも、夕刻にはほとんどのミッションを終える人のほうがほとんどでした。もちろん、当直などシフト制の仕事が回ってくることはありますが、毎日深夜まで仕事をして、というのがデフォルトな職場は海外では稀有のことなのです。エボラウイルス感染など、未曾有の危機的な状況と対峙しているときですら、そうなのです。

　フィンランドが特別なのではありません。逆に、日本が特別なのです。日本の労働環境だけが際立って非生産的なのです。例えば、待機時間が長いといった「ムダな時間」が多すぎるのです。

　さて、日本の労働環境では待機時間が長いのが問題だ、と申しました。医療の世界でも、いや、医療の世界こそ待機時間が長いのではないでしょうか。

　上級医がバイトに行っていて、この医師が帰ってこないと回診ができない。だから、その診療科の回診はいつも19時以降開始、なんて医局をぼくは知っています。手術や検査の待機時間も長いです。患者さんの家族への説明とかで、家族が到着するまで夜間にずっと待機してる、なんてこともよくありますね。こうした「待っている時間」は基本的にムダな時間です。日本の医療現場にはムダな時間が多すぎるのです。

　余談ですが、製薬企業のMRが廊下でずっと立ちんぼしてて、待っているというのも、人というリソース、そして時間というリソースの無駄遣いです。コロナ以降はほとんど見なくなりましたが。立ちんぼのMRさんを

見るのは、ぼくは本当に嫌いでしたね。

　MR の多くは薬剤師などの資格を持った専門職です。廊下で立つために仕事をしているわけではありません。彼らが本来の能力を発揮すべく、もっと意味のある時間の使い方をすればいいのに、そして病院もそういうお互いの労働時間を有効活用するべく働きかければいいのに、と常々思っていました。ましてや地球温暖化のなか、真夏に太陽が照りつけ、冷房も効いてない廊下でスーツ、ネクタイ着用のままで長時間立たせるなんて、非人道的な拷問だとすら思っています。

　余談終わり。

　このように、労働時間をリソースとみなさず、徒にムダな労働時間を浪費する傾向が日本にはあります。こういう無駄が生産性の低下を生みます。OECD 加盟国では日本の生産性は 28 位と下位にあります。

　さて、「働き方」に関わる法律は多々ありますが、一番基本になるのが、先ほど紹介した労働基準法です。

　労働基準法は 1 週間に 40 時間を超えて労働させることを禁じています。また、1 日 8 時間以上の労働も禁じています。

　ただし、労使で三六（サブロク）協定を結び、届け出を出せば時間外労働も許されます。また、変形労働時間制も認められており、週の平均労働時間を 40 時間に収めることで、1 日 8 時間超えの労働も認められています。ちなみに 36 とは、労働基準法第 36 条に基づく協定であることからそう呼ばれています。

　三六協定では時間外労働の上限は月 45 時間とされていましたが、これは厚生労働大臣の告示によるもので、法的規制ではなく、罰則規定もありませんでした。

　これが、今回の働き方改革関連法改正により、労働基準法で時間外労働の月 45 時間、年間 360 時間以上の残業について、使用者に対して「6 ヵ月以下の懲役、または 30 万円以下の罰金」が科せられることになりました。

　また、労使で「特別条項付き協定」を結べば月 100 時間、複数月（2〜6 ヵ月）月平均 80 時間、年間 720 時間未満の時間外労働も認められますが、これはあくまでも例外事項です。

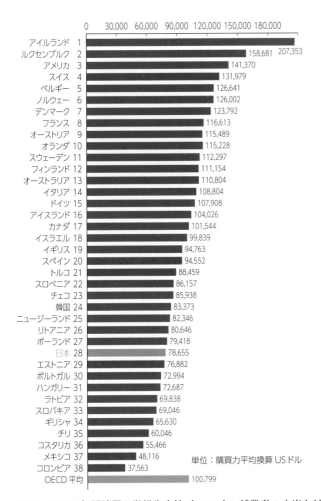

図5　OECD加盟諸国の労働生産性（2020年・就業者1人当たり/38ヵ国比較）

労働生産性の国際比較 | 調査研究・提言活動 [Internet]．公益財団法人日本生産性本部．[cited 2022 Jun 24]．Available from: https://www.jpc-net.jp/research/list/comparison.html

　さらに、労働時間も自己申告制ではなく、ICカードなどの客観的な記録が求められるようになります。年次有給休暇も取得が義務化され、年間5日はとらねばなりません。この「義務」も使用者にあります。

　2024 年に導入が予定されている「医師の」働き方改革についてはどうでしょうか。まだ確定されていない要素もあるのですが、現段階でわかっている変更は以下のとおりです。時間外労働上限規制は 3 分類されます。それぞれ、区分ごとに異なる上限が設けられています。

A 水準
　対象はすべての医師。時間外労働上限は年間 960 時間以下、月 100 時間未満（休日労働合む）。

B 水準
　対象は地域医療暫定特例水準（救急医療など緊急性の高い医療を提供する医療機関）。時間外労働上限は年間 1,860 時間以下、月 100 時間未満（休日労働合む）。

C 水準
　集中的技能向上水準（初期臨床研修医・新専門医制度の専攻医や高度技術獲得を目指すなど、短期間で集中的に奨励経験を積む必要がある医師）。時間外労働上限は年間 1,860 時間以下、月 100 時間未満（休日労働合む）。

　これらの上限時間を超えて勤務する場合には、各水準ごとに面接指導のほか、各種義務や処置が科せられます。健康確保措置は、A 水準では努力義務、B、C 水準では義務になります。
　健康確保措置とは、月の上限を超えて労働する医師に対して、28 時間の連続勤務時間制限を設け、さらに勤務間インターバルを 9 時間確保、あるいは代償休息をセットとするものです。労働時間管理については、IC カードなどを用いた厳密な方法が求められ、いくらでも虚偽申告が可能な紙に書いてハンコを押しての自己申告、では認められなくなります。

平野翔大. 2024 年に迫る、医師の働き方改革の要点は？　「働き方改革」の基本 [Internet]. [cited 2022 Jun 8]. Available from: https://journal.epigno.jp/reform-of-physician-work-style-essentials
2024 年開始予定の「医師の働き方改革」とは？　制度内容と対策について解説―業務改善ガイド｜タヨロウ｜バックオフィスを支援する「頼れる労務 ONLINE」[Internet]. タヨロウ｜バックオフィスを支援する「頼れる労務 ONLINE」. [cited 2022 Jun 9]. Available from: https://www.tis.amano.co.jp/gyomu_kaizen/1336/

　さて、このような水準ごとの時間外労働の上限。数字を見ても具体的にはどのくらいの労働なのか、いまいちピンときません。そこで、米国の例にそって比べてみましょう。

　米国では研修医の労働時間が法律で制限されており、週の労働時間が80時間、連続勤務時間が24時間と定められています。

Jena AB. Is an 80-Hour Workweek Enough to Train a Doctor? Harvard Business Review [Internet]. 2019 Jul 12 [cited 2022 Jun 9]; Available from: https://hbr.org/2019/07/is-an-80-hour-workweek-enough-to-train-a-doctor

　これまた余談ですが、米国のほうが、仕組みがシンプルで理解しやすいですよね。こういう制度設計をするとき、日本の役人が作る仕組みはめちゃくちゃややこしくて、面倒くさくて、重箱の隅つつきな傾向にあります。シンプルな仕組みを作ると死ぬ奇病にかかっているのでは？　と訝しく思うことすらあります。余談終わり。

　1年を52週と考えれば、年間労働時間の1,860時間は週36時間程度。これに労働基準法で定められた週40時間の労働を加えると、合計76時間。BとC水準の労働時間は米国のそれと大きく違わない、いや、むしろ米国のほうが長いということになります。

　ちなみに、米国の指導医クラスには研修医のようなレギュレーションはありません。彼らは労働者と言うよりも、事業主というみなしなのでしょう。で、実際の労働時間はどのくらいだったかというと36％が週40〜50時間、26％が51〜60時間働いていました。週80時間以上働く人は5％でした。

How many hours are in the average physician workweek? [Internet]. American Medical Association.[cited 2022 Jun 9]. Available from: https://www.ama-assn.org/practice-management/physician-health/how-many-hours-are-average-physician-workweek

　米国の医師の労働時間は国際的には長めなようです。欧州の人にきくと、米国人は「働き蜂」なのですね。長期のバケーションもとらないし。

　プライマリ・ケア医のデータになりますが、米国では週45時間以上働く医師は65％。これを上回るのがフランス、ドイツ、ノルウェーでそれぞれ73％、78％、72％です。逆に米国よりも短いのは例えば英国、スウェーデ

ン、ニュージーランド、オーストラリアでそれぞれ39%、31%、28%、30%でした。ニュージーランドのプライマリ・ケア医は、36%で週労働時間が35時間以下です。ぼくは昔、ニュージーランドで家庭医をやらないか、という誘いを受けたことがありますが、最大の「売り」は「医療訴訟がない」と「労働時間が短い」でした。確かに、魅力的です。

さて、東京保険医協会による2020年のアンケート調査があり、これで開業医の勤務時間がわかります。開業医＝プライマリ・ケア医ではないのですが、一応、参考までにご紹介します。ちなみに開業医は事業主なので労働基準法の労働時間は適用されません。もちろん、看護師など、クリニックで働くスタッフには労働基準法は適用となります。30〜40時間が28%、40〜50時間が25%、50〜60時間が19%でしたが、80時間以上という方も6%いました。開業医の労働環境も様々みたいですね。

PHCメディコム株式会社. 開業医は激務なのか？ 開業医の勤務事情｜クリニック開業支援のPHCメディコム株式会社［Internet］. PHC Holdings Corporation. [cited 2022 Jun 9]. Available from: https://www.phchd.com/jp/phcmn/service/column/article114

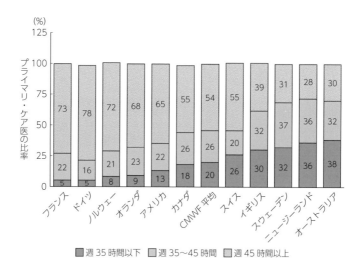

図6 プライマリ・ケア医の週労働時間

Statista. https://www.statista.com/statistics/1097227/proportion-primary-physicians-by-weekly-hours-worked-select-countries-worldwide/(cited 2022 Jun 9).

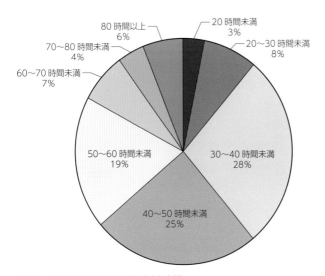

図7　開業医の週あたり総労働時間
（東京保険医協会「開業医の働き方調査」2019 年 11 月）

　2024 年から始まる「医師の働き方改革」が何をもたらすのか。まだ十分にはわかっていませんが、少なくとも、これまで時間に無頓着だった日本の医師が時間を意識して仕事をするきっかけにはなりそうです。

　しかし、つじつま合わせのようにルールを適用させるだけでは、当然、職場の生産性は上がりません。「医師の働き方改革」は労働時間の上限を定めているだけなのです（今の所）。現在と同じように非生産的な労働をしていれば、労働時間が短くなるぶん、アウトプットが小さくなります。短い時間で無理に仕事を詰め込めば、仕事の質が落ちてしまいます。現在と同じような質と量を担保しようとすればルールを破るしかなくなります。

　よって、我々は単に「新しいルールについていく」だけではなく、新しい働き方を開拓しなければなりません。「変革への道」とはそういう道です。それは現行の働き方を否定し、現在の「常識」を否定して、新しい働き方と、新しい「常識」を開拓することにほかなりません。

　これが医療者には難しい。特に経験豊富でプライドも高い、ベテラン医師、シニア医師にとっては難しいことでしょう。これまでの「常識」が蓄

積されて、「医師たるもの、かくあるべし」というモデルが自分の中で確立しているからです。

　けれども、シニアな学習者にとって一番大事なのは学ぶこと（learn）ではなく、学び直すこと、これまでの「常識」を疑い、ときには捨てることです（unlearn）。それなくしては、「変革」は起きないのです。

　狭くて小さい「医局の常識」という蛸壺社会から抜け出し、世界を見据え、世界の常識を学び、新しい世界観を受け入れる必要があります。そうでなければ「働き方改革」と良質な医療の共存はありえません。

　では、具体的にはどのようにすればよいのでしょう。

　まずはテクノロジーです。テクノロジーの活用で、たくさんの時間の節約は可能になるからです。

── かつてはハイテクだった日本。しかし……

　労働生産性の向上にはIT化が必須です。しかし、日本ではこの領域が非常に遅れています。

　新型コロナ対応が象徴的でしたが、保健所と病院との連絡にいまだに紙書類、ファックスという非効率なシステムなのはちょっとありえない、と個人的には思います。しかし、厚労省の官僚と話をしたりすると、「紙カルテにもメリットはある、ファックスにだってよいところはある。災害でネットが繋がらなくなったときはファックスはパワフルだ」なんていまだに言うのです。

　その時代錯誤な感覚は、「あー、数十年前から時計が止まってるなー」という感じです。「ならば、その電話線も切れちゃうかもしれないから、手旗信号でも使えばいいんじゃない？　電気が止まっても使えるよ」と皮肉の一つも言いたくなります。ちなみに、ぼくはもとボーイスカウトなので、手旗信号できます（笑）。

　熊本地震の時に、保健師さんが持ってるパソコンでネットが使えない、と知って驚愕しました。検索もできないし、メール一つ送れません。コロナのときは某保健所との会議でリモート会議ができないと言われてこれま

た驚きました。Wi-Fi が使えなかったのだそうです。最近はようやく保健所ともリモートで会議ができるようになりましたが、こんなシンプルな問題を克服するのにもとても時間がかかりました。

　中央行政でも地方行政でも、「ローテクだって構わないんだ」という現状肯定のエートスに満ちています。あるいは「セキュリティをどうするんだ？」といった「できない理由」に満ちています。実際にはファックスも出し間違いや、送信後の書類放置などでセキュリティはガバガバなのですが。

　若い方には信じられないかもしれませんが、バブル前後の時代においては、「日本といえばハイテク」と言われた時代がありました。

　話がまた横道にそれますが、そういえば、当時は日本の官僚といえば「世界一優秀な官僚」とも言われていました。

　事実、日本の官僚は勤勉で頭が良くて、正確に多種多様な仕事をこなしていました。ぼくは英国など海外に在住していたとき、そういう国々の「お役所仕事」が不正確で、鈍くて、不誠実ですらあることに嘆息していました。真面目、勤勉、正確で優秀で、賄賂もとらない。「やっぱり公務員は日本が世界一〜〜〜」とシュトロハイムみたいなことを言っていました。

　しかし、おそらくはそのようなバブルあたりの成功体験が日本を駄目にしてしまったように思います。日本の官僚のエートスは 1990 年代で止まっています。彼らの仕事の仕方も、当時と概ね大差ないのではないでしょうか。「世界一優秀」と自他ともに認めるような優秀な官僚集団だからこそ、自己批判や検証、改善ができなくなり、自己模倣を延々と繰り返し、いつしか時代遅れな存在になってしまったように思います。

　日本の IT 化が遅れてしまった大きな要因も、かつては素晴らしかった日本の官僚の働き方というエートスが「それでも電話とファックスでいいんだ」という現状肯定を許してしまった側面が大きいとぼくは思っているのです。人間、成功したときこそ、現状維持に満足せず、変化しなければならない、という反面教師的な教訓ですね。

　日本のハイテクと官僚が時計を止めて、成長を止めてしまったのは同じ根拠に基づいているのです。

　現在、IT の業界でダントツでトップを走っているのは米国です。

GAFAM に代表される、IT 企業の巨人たちはすべて米国の企業です（Google, Apple, Facebook（Meta）, Amazon, Microsoft）。

しかし、以前は米国は本当に IT 弱かったんです。

1998 年にぼくは米国のニューヨーク市で内科研修医として勤務し始めました。当時の日本は、まだ「経済大国」と呼ばれていました。また、日本の強みといえばなんといっても「ハイテク」でした。まだ携帯電話はさほど普及しておらず、インターネットも遅くてさして便利でもなかった時代の話です。

90 年代当時、米国の病院はほとんどが紙カルテのままでした。在郷軍人病院（VA hospitals）が電子カルテを導入していたくらいで、他の病院は概ね紙カルテだったと記憶しています。

感染症フェローだった 2001〜2003 年頃、ぼくはニューヨーク市の保健局と共同で結核性髄膜炎の研究をしていました。結核性髄膜炎は比較的まれな疾患ですが、ニューヨーク市には結核のデータベースがあって、市内の結核性髄膜炎患者をすべて把握することができました。そこでぼくは市内の各病院を訪問して、その臨床情報（カルテ情報）を閲覧し、結核性髄膜炎の臨床的特徴を把握しようとしたのです。夏の暑い日も、冬の寒い日も、市内のあちこちを回って病院のカルテ保管庫に行って紙カルテ情報を書き写していく、という極めて泥臭い研究でした。

この研究は 2003 年に国際学会で発表し、勤務する病院のリサーチ・アワードも受賞しました。が、当時の上司が「論文化するときは自分をファースト・オーサーにしろ」とパワハラまがいな要請をしてきたことと、それをぼくが若気の至りで、断固として断ってしまったことで（笑）、論文化するのにとても時間がかかりました。

Vinnard C, King L, Munsiff S, Crossa A, Iwata K, Pasipanodya J, et al. Long-term mortality of patients with tuberculous meningitis in New York City: A cohort study. Clin Infect Dis. 2017 Feb 15; 64（4）: 401-7.

このときの、「若気の至り」の顛末は、Medical Tribune 誌に書いたので、興味のある方はどうぞ（笑）。

結核性髄膜炎とオーサーシップの怖い話｜ドクターズアイ　岩田健太郎（感染症）｜連載・特集｜ Medical Tribune [Internet]. Medical Tribune.[cited 2022 Jun

23]. Available from: https://medical-tribune.co.jp/rensai/2017/0331506841/?_login=1

いずれにしても、この研究のおかげでぼくはニューヨーク市のほとんどの大病院を訪問しましたし、そのシステムも体感できました。米国の大都市の病院を（ほぼ）くまなく訪問した日本人ってぼくくらいなものなんじゃないかな（笑）。当時の米国の病院がほとんど紙カルテだった、というのはそのときの体験に基づくものです。

カルテだけではありません。21世紀になったばかりの米国では、処方箋も手書きでした。ぼくらは白衣のポケットに小切手帳のような処方パッドを持っていて、それに薬の名前を書いてサインして、患者に渡していました。処方パッドは、まるで小切手帳のようでした。そういえば当時は紙の小切手もスーパーとかで普通に使っていましたが、あれも米国ローテク時代の象徴ですね。今は小切手帳なんて持ってる人はほとんどいないんじゃないでしょうか。

検査結果など、各種報告書も紙で郵送されるか、ファックス（笑）で送ってきました。病院内の検査室で行った検査の結果は病棟の端末でみることができましたが、これも今から思い返すと非常にプリミティブなシステムでした。ぼくら研修医は、患者の血液検査の結果を黒背景にオレンジ色の文字が浮かぶディスプレイを見ながら手でカルテに書き写していました。当時の研修医たちは血算や電解質（chem7とか、SMA-7と呼んでいました）の結果を素早く書き写すテクニックを持っていました。縦横に線を引いて、「ここは白血球数を書く場所」、「ここはヘマトクリットを書く場所」という了解の元で画面上の検査結果を書き写したのです。

病理所見や画像検査の読影はタイプして印刷することもありました。また、ディクテーションといって録音テープに録音して、これを文字おこしするようなサービスも始まっていました。しかし、全体としては、当時の米国の医療現場は本当にアナログの時代で、目新しいことはなにもありませんでした。

ぼくは、そういうアナログな環境下での病院で、なんとかハイテクと効率化を導入しようと努力していました。あくまでも個人的な試みですが。

26

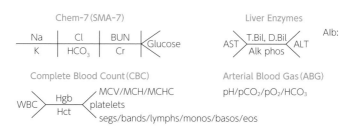

図8　検査結果の記録法

　最初にやったのは PDA の活用です。PDA と言っても、もう若い方は知らないと思いますけど、携帯情報端末、personal digital assistant というやつです。今でいうところのスマホの原型みたいなやつです。

　昔から、ぼくはハイテクが好きでした。また、作業効率を上げることに一所懸命な人でもありました。今から思い返すと、子供の時からタイム・マネジメントに熱心だったんですね。

　小学生の時からパソコンにも興味はありましたが、当時のパソコンはぼくには高価だったので、買えませんでした。1980年代前半、「パソコン黎明期」の時代です。

　そこで、友人の家にあるパソコンを使ってゲームで遊んだり、近所の電気屋さんに展示してあるパソコンでプログラミングのまねごとをしたりしていました。

　町内の友人の中には、NEC の PC-6000 とか、X1（エックスワン）といったパソコンを持っていて、そういう友人の家に上がり込んでは、パソコンゲームで遊んでいました。X1 というと、BMW の車か？　と思う人もいるかもしれませんが、シャープが作ってたパソコンの名前です。80年代当時の裕福な小学生が持っていたパソコンはたいてい日本製だったのです。まさに、「ハイテクといえば日本」という時代だったのです。

　パソコンでゲームといっても、現在のような動きの速いゲームじゃなくて、カセットテープで読み上げさせた稚拙なロールプレイングゲームくらいしかできませんでした。カセットテープというのは何かというと……といちいち全部説明してたらきりがないので、興味のある方はググって調べてください。テープで時間をかけてジージーギャーギャー、プログラムを

読み上げさせて、それからゲームを動かすわけで、まあ、実にのんびりした時代でした。

　ぼくが生まれ育ったのは島根県の宍道町という人口1万あるかないかの田舎町で、子供がパソコンを持っているような裕福な家庭は少なかったです。まだ一般業務にコンピューターを使うお店や企業もまれで、大人でもパソコンを使える、使っている人はほとんどいなかったように記憶しています。ゲームがしたくてもゲームセンターは町内にはないし（笑）、そもそもお金がないのでゲーセンにも、インベーダーゲームがおいてあるような喫茶店にも行けませんでした。カセットを差し込むだけでゲームができるファミリーコンピュータ（ファミコン）が発売されるのが1983年です。

　その後、家庭でのテレビゲームはファミコンなどのゲーム専用機一択の時代となり、家庭で「パソコン」を子供が使う時代は終わってしまいました。一部のコンピュータマニア以外の人たちが、普通にパソコンを買って家庭で使うようになるのは、それから10年以上たったあとの、「Windows」の時代まで待たなければいけません。

　ぼくが大学生になったのは1990年。まだ、「Windows」はありません。大学では、研究者たちが研究目的でパソコンを使っていましたが、当時のパソコンは高額で普通の学生に手が届くようなものではありませんでした。

　だからぼくは、代わりにワープロを買いました。富士通のワープロで「親指シフト」という特殊な入力方法を用いたキーボードを使っていました。当時としては画期的なシステムで、入力スピードが非常に早いのが売りでした。おかげでレポートは手書きではなく、全部ワープロで打てるようになりました。レポートの表紙など、フォーマットは何度も使い回せたので、手書きのレポートよりも非常に作業効率がよく、提出後も手元にオリジナルのレポートが残っていたので学習効果も高かったです。同学年でワープロでレポートを書いていたのは、多分、数人もいなかったと記憶しています。このころからぼくは効率化の鬼でした（笑）。

　電子手帳も使ってました。

　当時、システム手帳という分厚い手帳が流行りでしたが、ぼくは両手をフリーにしておかないと駄目な人で、ああいう、いつも小脇に抱えてないといけないツールは持ちません。

28

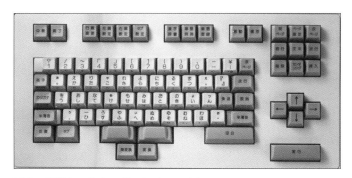

図9 親指シフトキーボード (1980 年)
画像提供: 富士通株式会社

　理由は簡単、なくすから（笑）。

　これは研修医になって以降も同様で、とくに感染症屋はほぼ全病棟をぐ
るぐる回るので、ものをなくすと探すのがしんどいのです（まじで）。物忘
れが激しいぼくは、「まずはものをなくさない」を大事にしていまして、
よって手で持たねばならないものは持たない、ことにしています。この方
針のおかげで、記憶力が低下している 51 歳の今も、あまりものをなくさな
いです（たまには、なくします）。余談ですが、51 歳になってもあまりも
のをなくさないのには、他にも理由があります。タイムマネジメントとい
う観点からは、割と大事なポイントなので、ここで紹介しておきます。

　ぼくはお世辞にも整理整頓がしっかりしているタイプではありません。
また、おっちょこちょいなので、油断するとすぐにものをなくしてしまい
ます。しかし、なくしものをして、それを探す時間はかなりのムダです。な
くしものを探す時間のロスが「もったいない」のですね。よって、「なくし
ものをしない」は効果的なタイムマネジメントの観点からはとても重要で
す。

　しかし、現在 51 歳のぼくは以前よりもかなり記憶力が衰えています。
「あれ、どこやったっけ」という想起が素早くできなくなっています。

　よって、「なくしものをしない」ためには、仕掛けが必要です。

　なくすものには、パターンがあります。身の回りのもの、携帯、財布、パ
スケース、鍵など。あとはリモコン類でしょうか。

JCOPY 498-14844

　そこで、こういうものについてはルーティン化して、「いつも同じところに同じもの」を配置することにしました。スマホは左の腰のベルトにホルダーを付ける。パスケースはズボンの左ポケット、ハンカチも同様、鍵は右のポケット、自宅についたら、小物入れにこれらは直行です。他のところに置くと、「覚えておかねばならないポイント」が増えるので、なくしてしまいがちなのです。手でものを持たないことも大事だ、とすでに申し上げました。手にものを持つと、それをどこかに置かねばならない。置くと、忘れるわけです。トイレでよく忘れ物をする人がいますが、手に何も持たなければ、忘れ物は激減します。

　衰えている自分に自覚的であること。これ、大事です。自分の記憶力を過信せず、「記憶しなくても良いシステム」を作ることに邁進するのです（笑）。厄年ってあるじゃないですか。男性の42歳、女性の33歳が「大厄」なのですが（数え年）、あれってすごくよくわかるんです。

　40代になりたての頃って、身体能力や脳の機能ががくっと落ちる時期なんですよ。しかし、主観的なイメージとしては、まだちゃんと動けてた頃の自分という幻想を引きずっている。そのギャップが激しすぎて、「自分はまだこう動けるはずだ」と思って動くと、動けない（笑）。それで、怪我をしたり失敗をしたりすると思うんですよね。ま、女性の大厄の33歳は謎ですが。

　しかし、もう50も過ぎると、自分を過信するような根拠はどこにもなくなります（笑）。自分の衰えを素直に認めることで、「ギャップ」は生じにくくなると思うんですよね。自分はものをなくす人だ、と自覚していれば、なくしにくい。なくしものを探す、時間のロスはこうやって回避します。なくしものを探す時間をカットできると、生産性はかなり上がりますよ。

　閑話休題。

　そんなわけで、手帳も小脇に抱えるような、当時流行していたシステム手帳みたいにごついのはなくすから、だめなのです。よって、ポケットに入る手帳ということで電子手帳です。シャープの電子手帳でしたが、名前は忘れましたね［やっぱ、記憶力衰えてる（笑）］。

　当時、シャープはザウルスというPDAを出していてこれがとても人気でした。が、お値段がやや高いのと、「ポケットに入らない」というシステ

ム手帳と同じ理由で、ぼくはもっと小さな電子手帳を使っていました。

　このシャープの電子手帳は今から考えれば機能は少ないし、見栄えのしない白黒の液晶でしたが、学生が予定を入れていくには十分な機能でした。基本、学生って暇なのでそんなに予定は入らないのですよ［当時は自分のことを忙しい学生だと思っていましたが、今から思えばもちろん、そんなことはなくて、単なる思い込みでした。学生とは思い込む生物なのです（笑）］。

　電子手帳と紙の手帳、どちらがよいかといえば、ぼくは断然、電子手帳派です。理由は、繰り返しの予定を入れられるから。毎年、毎月、毎週の予定は電子手帳なら1回入力だけでよいのですが、紙だったら何度も同じことを繰り返し書かねばなりません。時間の無駄ですし、入力回数が多いために、その分、エラーも多いです。基本的に、作業回数が多ければ多いほど、エラーは増えるのです。だから、

　作業回数は可能な限り少なくする。

が生産性を上げるためには必須の「原則」となります。ちなみに、「繰り返し」のためにエラーが増える典型例は、予防接種の予診票です。地域にもよりますが、インフルエンザのワクチンなどは、医師の署名欄が2ヵ所、患者が自分の名前や住所を書く欄が3ヵ所あったりします。患者さんは気の毒で、何度も同じことを書かねばならないですし、記載欄がそもそも小さいので書きづらい。ご高齢の方などは手が震えながら何度も同じことを書かされたりしていて、本当に気の毒に思います。一説によると、厚労省がこのような煩雑な記名をさせるようになったのは予防接種関連の医療ミスで訴訟を起こされたから、と聞かされたことがあります。真偽の程はわかりませんが、作業回数が増えればミスは増えるだけなので、訴訟対策としてはあまりに稚拙で、単なる「やったふり」のアリバイ作りにしかなっていません。医療事故を減らしたいのではなく、自らの責任回避がしたいだけなんですよね、多くの場合。

　なくしもの同様、エラーを少なくするのは、時間の有効活用にはとても重要なポイントです。ま、今ならスマホのアプリで予定は管理するのですが。

　めんどうくさくて煩雑な作業、とても多いですよね。ぼくがすぐ思いつ

くのはマイナンバーカード、略してマイナ。あれってマイナポータルというアプリにログインして、作業するときにマイナポータルというウェブサイトに飛び、さらにログインして、と何回ログインさせるんじゃい、とスマホに怒鳴りつけたくなるほど作業回数が多いです。あとはコロナのHER-SYS とかでしょうか。

　なぜ、日本の官僚にDX（デジタルトランスフォーメーション）させると、ほぼ確実に失敗するのでしょう。

　これには、ぼくは仮説を持っています。

　それは彼らが「ムダな努力を惜しまない」真面目な官僚だからです。

　なぜ、日本の官僚はムダな努力を惜しまないかと言うと、日本社会ではムダな努力を惜しまないタイプのよくいえば勤勉な、悪く言えば非生産的な人物を高く評価するからです（後述）。そして、そういう勤勉で非生産的な人がシステムを作れば、当然、非生産的なシステムになります。ぜったいにそうなります。だって、そういう非生産性が「よくないことだ」という観念を持っていないのだから。「マイナ、めっちゃ使いにく」、「HER-SYS、ひどいよね」といくら言っても、勤勉かつ非生産的な彼らは、「みんなどうしてあの程度の努力を面倒臭がるのだろう」と訝しがるだけでしょう。よって、構造的に繰り返し同じ間違いが起きるのです。

　このことをぼくが理解したのは、中国から日本に帰国した2004年のことでした。亀田総合病院で感染症を担当するようになり、エイズの診療も引き継いだのですが、そのとき「A-net」というシステムが日本にあることを知りました。これは、国立国際医療センター（現・国立国際医療研究センター）が管理するHIV感染者のデータベースで、堅牢なネットワークシステムを作って全国のエイズ拠点病院の患者データを集積して活用しよう、というものでした。

　これが死ぬほど、使いにくい（笑）。

　まず、このA-netを使うためには、東京にわざわざ行って、講習を受ける必要がありました。千葉の最南端にある亀田総合病院から東京は新宿の国立国際医療センターに行くのには往復で7時間かそこらはかかります。こんな時間を浪費させても平気でいることに、ぼくはのっけからうんざりしました。制度設計をしている人が、時間や人のリソースを、リソースだ

と思っていないことは明らかだったからです。

　A-net で使うコンピュータは安全性を担保するために専用のパソコンだけを用い、そのパソコンは鍵のかかる専用の部屋で使用せねばなりませんでした。そのパソコンをいちいち立ち上げて、外来の患者の服薬データなどを再度手入力するなんて忙しい臨床医にはできっこありません。しかも、そのようにして入力したデータは特に日常診療に役に立つような形でフィードバックもされません。役に立たないデータベースに入力する動機づけはありませんから、当然、医師は入力作業をやらなくなります。データが入ってこないデータベースくらい、意味のないものはありません。

　研究者目線でデータベースを作り、入力者の苦労や思いを一切顧慮しない、というのは厚生労働省の習性みたいなものです。結局、A-net は現場に何のメリットももたらさないままに廃止になってしまいました。

　https://www.mhlw.go.jp/www1/topics/a-net/tp0114-1_12.html

　で、一番悲しいのは、この A-net で厚労省は「ユーザーに配慮しないデータベースは役に立たない」という学習をしたはずなのに、それが次世代の官僚に引き継ぎされなかったことです。

　僕の推測なので間違っていたら官僚の皆さんはご指摘いただきたいですが、おそらくは霞が関では「失敗事例の引き継ぎ」という習慣を持っていないのではないかと思います。「お前、こういうことをやると失敗するぞ。ちゃんと負の歴史を学び、俺たちと同じ失敗をするんじゃないぞ。同じ轍を踏まないようにしようぜ」という学び方をすれば、同じ失敗を繰り返さずにすんだはずなのです。先輩が後輩に失敗事例を開陳することすら、タブーに近いんじゃないでしょうか。

　後述しますが、医療界でも「失敗事例から学ばない」という悪いエートスがはびこっています。失敗事例こそ、学習の宝箱みたいなもので、教訓に満ちているというのに。先人の失敗を認め、それを引き継ぐのは恥だという悪い社会風習が日本にはあり、それが日本社会の成長を阻んでいるのですね。

　さて、ぼくの話に戻します。

　大学 4 年くらいのときに、ぼくは初めてパソコンを買いました。新品は

買えなかったので名古屋のパソコンショップで中古のマックのカラークラシックを買いました。初めてのパソコンからアップルだったのです。ぼく、面食いなので（笑）。

　カラークラシック、略してカラクラは 3.5 インチのフロッピーディスクが一個ついている、ディスプレイも小さな箱みたいなコンピュータです。フロッピーディスクというのは……これも説明しないとわからん人はいるでしょうね（調べてください）。

　カラクラは、今から考えるとスペックは小さくて、オモチャみたいなものでした。が、これを使って学園祭のエイズ啓発クイズを作ったり、イベントのポスターを作成したりしていました。統計ソフトの StatView を使って、研究のお手伝いとかもしていました。まあ、当時のパソコンなので今と違ってできることは限られていますし、当時のぼくの統計学の知識もたいしたことなかったので、遊びの延長線上のようなものでしたが。ただし、デザインは見事なものでした。今見ても、うっとりするような美しさです、カラークラシック。

　学生時代は米国の医師国家試験に相当する USMLE の受験勉強とかもしていたのですが、そのときの暗記カードなどもマックで作っていました。たしか、HyperCard というアプリケーションで作っていたと記憶します。

　このカラクラは研修医一年目まではもっていました。が、沖縄県立中部病院での研修医時代は忙しくてパソコンを触る余裕もありませんでした。机の上のオブジェとなっていましたね（笑）。

　その代わり、沖縄時代は NEC のモバイルギアという端末を使っていました。

　ノートブックパソコンよりもひと回り小さく、軽いのが特徴でしたが、最大のメリットはパソコン通信ができることでした。沖縄中部時代は研修医は病院の中に宿舎があって寝泊まりするのです（まじで）が、本土その他との連絡は、公衆電話から LAN ケーブルを刺し、モバイルギアでメールのやり取りをすることで可能でした。まだ、インターネットがほとんど実用的ではなかった 1990 年代後半の話です。Wi-Fi なんてありません。LAN ケーブルなにそれ？　いや、それ以前に「公衆電話」ってなに？　な人もいるかもしれませんね（笑）。

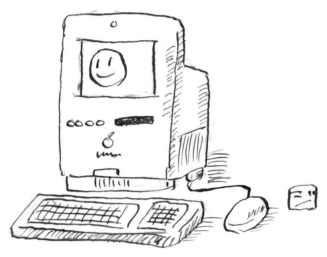

図10　カラークラシック

　いずれにしても、ぼくが学生のときはハイテク実装といえば日本企業で
した。シャープとか、NEC とか。浮気をしたのはアップルくらいです(笑)。
確かに、当時からアップルのコンピュータは日本でも人気がありましたが、
それ以外の米国企業の製品はハード面では全然人気がなかったと思います。
Dell とかヒューレット・パッカード（HP）どかコンパックとか。そうい
う米国製のコンピュータを日本で見ることはほとんどありませんでした。
　渡米したとき、病院で使われていたパソコンはこうした Dell、HP、コ
ンパックとかですべてアメリカンでした。けれども、どれももったりした
デザインで機能も「普通」。特に優れているとは思いませんでした。ちなみ
に、コンパックはその後、HP に吸収合併されてなくなってしまいます。ア
メリカのパソコンはアップル以外はもったりしていて、ダサい。これがぼ
くの感想でした。そしてアップルのコンピュータは高いので病院では採用
されない（笑）。
　もっとも、当時のぼくは気づいていなかったのですが、このころから「ハ
イテクの日本」の凋落は始まっていたのでしょう。
　当時はマニア向けのオタクなコンピュータというイメージの強かった

アップル製品でしたが、後に iPod さらには iPhone という破壊的な商品を開発して、ハイテク領域の文字通りのリーダーにまでおばけ成長していきます。あとはマイクロソフト社のウインドウズ。とくに 1995 年のウインドウズ 95 の出現は非常に大きなインパクトを IT 界にもたらしました。マイクロソフト社はその後急成長し、世界最大の OS サプライヤーになります。アップルやマイクロソフト。こうした巨人たちに、日本はもはや手も足も出ない状況です。

　さて、バブルの時代には、あれほど強かったシャープ。ぼくも電子手帳を愛用していたシャープ。そのシャープが現在は台湾の企業に身売りされ、社内公用語が英語になってしまうなんて誰が想像できたでしょう。

シャープ、社内公用語を 1 年後に英語に　グローバル人材育成加速（毎日新聞）[Internet]. Yahoo! ニュース. [cited 2022 Jun 24]. Available from: https://news.yahoo.co.jp/articles/365a6a4046ffb8146dd76fb5eb44cc1340655f93

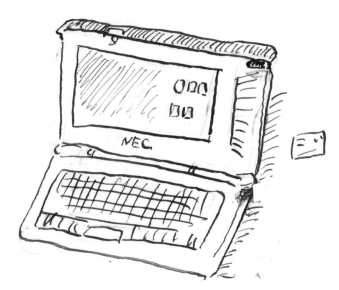

図 11　モバイルギア（MC/R330）
デイリーガジェット編集部.【シリーズ往年のミニ PC 名機】【一つの完成形】. デイリーガジェット. 2018. https://daily-gadget.net/2018/12/01/post-131/(cited 2022 Jul 27).

　モバイルギアを作っていた NEC もパソコン部門は中国のレノボの子会社になりました。親指シフトの富士通も、パソコン部門の富士通クライアントコンピューティング株式会社の株式の過半数を所有しているのはやはりレノボグループです。日本のノートパソコンといえばダイナブックが有名ですが、ダイナブックを製造販売していた東芝はブランドをシャープに売却し、Dynabook 株式会社となっています。そう、上述のように海外企業の子会社になったシャープです。

パソコンは国産ブランドがいいと思う方へ知ってほしいこと。[Internet]. マイベストプロ青森. [cited 2022 Jun 24]. Available from: https://mbp-japan.com/aomori/ipconfig/column/5062743/

　株式会社 MM 総研によると、2021 年度の国内パソコン出荷台数シェアでは、最大が NEC レノボの 29.4%、ついで日本ヒューレット・パッカードの 15.4%、富士通クライアントコンピューティングの 12.8%、DELL の 12.7%、Dynabook の 7.2%、アップルの 5.0% です。

株式会社インプレス. 2021 年度の国内 PC 市場は Apple が好調でシェア伸ばす。市場全体の台数は前年比約 16.9% 減 [Internet]. PC Watch. 2022 [cited 2022 Jun 24]. Available from: https://pc.watch.impress.co.jp/docs/news/1392155.html

　つまり、日本国内でのパソコン市場は完全に外国企業に専有されてしまったのです。本当の意味での国産のパソコンとしては、VAIO、パナソニックなどのブランドがありますが、もはやそういう国産パソコンは国内

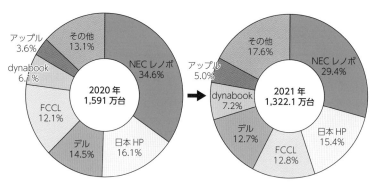

図 12　国内 PC 出荷台数シェア（2020 年/2021 年、出典: MM 総研）

市場ですらプレゼンスがないのです。海外市場は言うに及ばず、です。

　ちなみに、1998年から米国に渡ったぼくがしばらく愛用していたパソコンがソニーのVAIOでした。最初はヒューレット・パッカードのデスクトップを使って結核の隔離の研究などをしていたのですが、持ち歩ける患者管理ツールが欲しかったので、VAIOを購入したのです。当時のぼくはとても貧乏だったので、高価なソニーのパソコンを買うのはとても勇気のいることでした。ちなみに、VAIOの生産は2014年にソニーからVAIO株式会社に移管されています。VAIO株式会社は長野県の会社ですね。

　VAIOはカッコよかったので、米国でもけっこう人気でした。やはり、パソコンは見た目が大事です（笑）。米国のパソコンが実用本位でデザイン面でイマイチだった（アップルを除く）のに対して、バイオレットの色鮮やかで形もきれいだったVAIOは持っていてとても目立ちました。ぼくはC1と呼ばれるコンパクトなタイプのVAIOを使っていて、これをショルダーバッグに入れて診療時に持ち歩いていました。A5サイズ（A4の半分）で、当時としては最軽量のパソコンだったのですが、今、見直すともったりして重たそう（笑）。たしか、ハードディスクも5GBくらいしかなかったはず。現在だとフラッシュメモリーにすら勝てませんね（笑）。

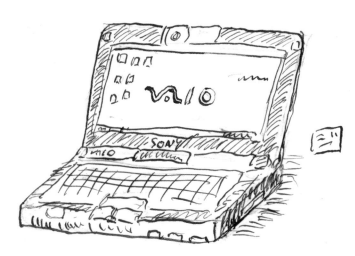

図13　VAIO

デイリーガジェット編集部．【シリーズ往年のミニ PC 名機】VAIO PCG-C1【すべ
ての未来はここに入っていた】[Internet]．デイリーガジェット．2018[cited 2022
Jul 7]．Available from: https://daily-gadget.net/2018/12/17/post-141/
ASCII．【INTERVIEW】ソニー『VAIO PCG-C1』ってどんなモノ？　開発担当者に
直撃［Internet］．ASCII.jp.[cited 2022 Jun 24]．Available from: https://ascii.jp/
elem/000/000/312/312742/

　というわけで、VAIO を頑張って使っていたのですが、後に画期的な
PDA が現れます。Palm pilot です。ぼくも「重たい」VAIO を持ってあ
るき回るのがしんどくて、Palm に乗り換えました。

　Palm pilot も知らない人が多いでしょうね。当時は本当に人気だったん
ですけどね。

　これは本格的な「同期できる」PDA で、パソコンと同期すると情報を更
新できるのが特徴でした。この特徴は後の iPhone などにも引き継がれて
いきます。もっとも、最近の iPhone はほぼパソコンから独立した存在に
なっていますが。

　初期の Palm は液晶画面で白黒でしたし、プラスチックのボディはとて
もチープで、落とすとすぐに壊れました（笑）。それでもスケジュール管理
には便利でしたし、米国の薬情報が入った pharmacopeia を入れることが
できたので、薬について調べるときとても便利でした。それまでは Phar-
macopeia とか感染症の Sanford guide とかはみんな紙の手帳サイズでし
て、ぼくら研修医はワシントンマニュアルなどのリファレンス・ブックを
たくさん、白衣のポケットがパンパンになるまで詰め込んでいました。そ
れが Palm pilot の出現で、紙媒介のマニュアルが激減。本当に便利でした。
当時は多くの研修医、それに指導医も Palm を持っていたんじゃないかな。

　ぼくは Palm 互換性のある、折りたたみ式のキーボードを買って、Palm
を使ってカルテを書いていました。勤務していた病院の病棟には赤外線通
信のできるプリンターがあったので、ここからデータを飛ばして印刷、こ
れを紙カルテに挟んでいました。患者リスト管理とカルテ記載を同時にで
きるのはとても効率が良かったですし、なによりもカルテが読めるのが素
晴らしかった（笑）。米国の紙カルテって本当に読めないんですよ、字が汚
くて。もっとも、人のことは言えなくてぼくも字がとても汚いので、タイ
プしたぼくのカルテはとても評判が良かったです。

　もちろん、効率化の工夫はハイテクだけではありませんでした。ぼくが感染症フェローをしていたとき、重要な仕事の一つに広域抗菌薬のアプルーバル（認可）という仕事がありました。メロペネムやバンコマイシンなどなど、広域抗菌薬を医師が使いたいときは、感染症科のフェローに連絡して、許可を得なければ薬剤部から出してもらえない、という仕組みだったのです。

　当時はまだ PHS とか携帯とかが普及しておらず、病院内の連絡は基本ポケットベル（ポケベル）でした。ポケベルもなー、シラン人も多いかもしれんなー。呼出番号を押すと、腰につけているベルがピーピー鳴って、そこに電話番号が出ます。その電話番号にかけると、ポケベルで呼んだ相手としゃべることができる、という現在ではかなりまどろっこしいシステムです。

　感染症フェローのポケベル（英語では beeper とか pager といいます）がジャンジャン鳴り響き、ぼくらはその番号にかけると、相手が「これこれこういう患者で、こういう広域抗菌薬使いたい」とプレゼンしてきます。まっとうなプレゼンだったら「いいですよ」と認めて、その後薬剤部に電話し、誰々のドクターがどこどこの患者に、これこれの抗菌薬を使うこと認めます、と連絡します。その連絡を受けて薬剤部は処方のオーダーを受け入れる、というまあ、実にややこしくてまどろっこしいシステムだったのです。

　これは、

　　　医師 → 感染症フェロー

　　　感染症フェロー → 薬剤部

という2回の連絡系があります。大変な手間です。もちろん、1件、2件ならばどうってことはありません。が、広域抗菌薬を使いたい医師はたくさんいるので、24時間、ジャンジャンこういう電話がかかってくるのです。何十回もこのプロセスを繰り返すと、「連絡がつかない」とか「忘れちゃう」とか「間違えちゃう」といったエラーが起きやすくなります。必要な抗菌薬がいつまでたっても出せないわけで、患者安全上も問題です。

　とはいえ、感染症フェローがちゃんと認可しないと広域抗菌薬使いまくりになり、薬剤耐性菌が増加してしまいます。感染症フェローが薬剤部に

連絡をしないと、ズルをして「感染症科がOKしたから」と連絡もせずに
広域抗菌薬を使う医師が出てくるでしょう。これはぼくのささやかな個人
的な経験に基づく感想ですが、米国の医師はけっこう、ズルが多いのです。

　そこで、ぼくは新システムを考案してこれを感染症科と病院に提案しま
した。感染症フェローに連絡が来ると、ぼくらは広域抗菌薬の使用を認め、
そのときに数字3桁のID番号を付与するのです。その番号をつけて医師
は薬をオーダーし、薬剤部もID番号を記録します。この番号をあとで照
合すれば、ズルをした医師がいないかどうか事後的に確かめられるという
わけです。かける電話の回数が半分になるので、生産性が上がりますし、
ミスが減ります。

　作業効率を良くする、生産性を上げる、時間を節約する、そして患者の
アウトカムを向上する。こういうことにぼくは研修医のときからとても熱
心でした。ムダな仕事が嫌いで、システムの改善に熱心だったからです。
こうして思い出すと、米国でも生産性の低い、無駄な仕事は多かったなー。

　前述のように、かつてはハイテク業界を席巻していた日本ですが、いつ
のまにかGAFAMに代表される米国などのIT企業などにそのシェアを完
全に奪われてしまいました。海外に行くともはやハイテク関連で日本企業
の名前を見ることはほとんどなくなりました。いや、白物家電にしても、
テレビなどの黒物家電にしても、そのシェアはほとんど外国企業に取って
代わられています。日本製品ばかりなのは日本だけです。

　そういえば現在、うちの食洗機はMieleというドイツの会社のものです。
そのうち、日本国内の電化製品も外国製に取って代わられてしまうんじゃ
ないかと、ちょっと危惧しています。

　前述のように、日本がハイテク部門で世界から取り残されていったのと、
日本企業や官庁が生産性を失い、「時計が止まったまま」で昔の非効率なや
り方で仕事を続けているのには、関係があるとぼくは思っています。

　昔のままで構わないから技術革新の必要性を感じない。だから技術革新
が起きない。そうやって止まった時計の世界のままで、昔ながらの紙、電
話、ファックスを使った古臭い仕事、長時間労働、ムダな待ち時間といっ
た非効率な仕事の方法が連鎖を起こし、継承されていきます。

　そういえば「ムダな待ち時間」といえば、医療現場だけでなく、官公庁
も無意味な慣習が残されていますよね。例えば野党からの国会質問答弁作
成。質問通告は2日前の正午までに行われるルールになっているそうです
が、実際には守られないことも多く、この質問通告を待機している時間が
深夜に及ぶこともあるそうです。そして、そこから質問回答を準備するの
で徹夜作業になることもまれではないのだとか。まさに、ヒューマンリ
ソースの無駄遣いです。こんな無駄なシステムを後生大事に続けている国
会議員もアホだと思いますし、付き合ってる官僚もアホだと思います。そ
して、「アホなこと」と思いながらも、それが是正できないシステムやエー
トスこそが、一番アホなのだと思います。神戸大学感染症内科は、「アホな
こと」だと認識されたことは必ず、提言、議論、是正を試みます。「昔から
やっている」、「みんながやっている」は絶対に許容しません。現状維持を
容認した瞬間、人も組織も成長を止めます。成長を止めた人や組織は、（周
りは成長していくので）相対的に劣化するしかないのです。
　本気の本気で質疑応答を無駄なくやりたいのなら、ネット上のチャット
で行うのが合理的です。質問した時間も、回答した時間もログが残ります
し、国会期間中でなくてもできるのでお互いの時間を有効に使えます。そ
もそも、国会は議論の場なのであって「質疑応答」などという非効率な作
業のために対面で議論するのは効率的ではありません。どうせ答えを準備
するのは官僚なので、内閣の政治家が回答しなくたって良いのです。国会
という国の最高レベルの議論の場ですら議論の仕組みが稚拙なのは、実に
残念なことです。

日本の医者はそもそも、時間の使い方が下手──

　基本的に、日本人は時間の使い方が上手ではありません。その中でも、
日本の医者は特に時間の使い方が下手です。
　ぼくはアメリカで5年間研修医として勤務しました。中国の国際診療所
でも勤務していました。そしてヨーロッパや南米、アジア各国の診療現場
も体験してきました。しかし、ぼくが知る限り日本の医療現場くらい時間

をだらだらと浪費する現場をぼくは他に知りません。

　もちろん、医療制度の違いや患者の特徴などにも違いはありますから、安易な比較は慎まねばなりませんが、そういう日本独自の諸事情を差し引いても日本の医者は時間の使い方がとても上手とはいえません。夜中まで病棟に残り、週末も病院で長々と過ごし、その労働時間たるや電〇も真っ青のブラックっぷりです。

　問題はです。なぜ日本の医療現場でだけこのような時間の浪費が行われているのか、ということです。

　問題は、なぜそうなのか、です。

　まず、米国のぼくの経験で言えば、米国の医師たちは「早く家に帰る」インセンティブが強いです。帰宅し、家族と大切な時間を過ごし、家事や育児、そしてプライベートな時間に使うためです。一方、日本の多くの医師、特に男性医師は早く帰宅するインセンティブが相対的に低いです。家事、育児はパートナー任せ。あるいは単身赴任という、海外では珍しい習慣が日本では多く、帰宅を急ぐ必要はありません。

　さらに、評価の基準が異なります。米国では、時間内に仕事を終えない医師は「無能」とみなされます。早く仕事を終えたほうが優秀で、当直医師に仕事を引き継いでさっさと帰宅するのです。一方、日本では早く帰宅しようとする医師は「怠け者」とむしろ評価が低くなり、夜中まで残っている医師は「勤勉な偉い医師」と評価が高まります。しかも、超過勤務によって収入もアップしますから、さらに病院に居残るインセンティブが高まります。もっとも、これは今後の「働き方改革」で使えない戦術になっていくでしょうが。あとは、前述の主治医制度のためにしょっちゅう、病棟から呼ばれたりするため、むしろ病院にダラダラ残っていたほうが対応が簡単、という側面もあるでしょう。米国では帰宅してしまえば当直医がすべてを引き継ぎますので、帰宅した医師が病院に戻るなんてことはまずありません。

　こういう構造的な問題のため、日本の医師はそもそも単位時間あたりの労働効率をあげなければいけないインセンティブが低いのです。むしろ、ゆっくりダラダラ仕事をしたほうが、自分たちの利益になりさえするのです。

　しかし、このような仕事方法はあくまでも独身の医師か、パートナーに家事育児を全部押しつけることのできる男性医師に限られています。既婚の女性医師は家事育児がありますから、早く帰宅しなければなりません。

　だから女性医師はだめなんだ、と日本の医療現場で言われがちなのですが、むしろ世界的には逆でして「なんで女性が活躍できるように労働環境を改善しないの？」ということになります。女性が医療現場でもっと活躍できるようになれば、ひとりひとりの医師に配分される労働も減ってきます。そうすれば、もっと早く帰宅できるようになります。

　さらに、他のコメディカルに権限を与えていけば、医者がやらなくてはいけない仕事も減ります。そうすれば、さらに帰宅は早くなります。

　海外では看護師や薬剤師の権限は日本のそれよりもずっと強いです。医師のアシスタント（physician assistant, PA）とか、ナース・プラクティショナー（nurse practitioner, NP）といった職種もあり、日本だったら医師がやっている仕事もアウトソーシングできます。

　聞くところによると、日本医師会は日本でのNP導入に反対しているそうですが、まさに時代に逆行し、昭和の価値観で時計が止まってしまっているクソジジイ状態です。

https://www.m3.com/news/open/iryoishin/1117625

　日本の「医師の働き方改革」は世界から見れば数周遅れなのですが、生産性が高いと言われる米国の医師も止まってはいません。現在もさらなる生産性の向上に取り組んでいます。シンスキーとパンツァーによると、医師の労働はsolution shopとproduction lineに大別されるのだそうです。Solution shopとは、「非構造化された問題を解決し、患者との信頼関係を構築すること」です。一方、production lineとは、プロセス化された活動で、予防医療的スクリーニングとか、処方箋を再発行したりとか、オーダーの入力といった作業のことを言います。後者の方は単なるルーティン作業なので、テクノロジーによって代替させるか、他の医療職にアウトソーシングしてもいいのではないか、というのです。確かに、がんのスクリーニングやインフルエンザの予防接種などはわざわざ医師がいちいちチェックして、オーダーして、といった作業をしなくてもDX化で解決す

るか、アウトソーシングできそうに思います。むしろ、「おとといからめまいがするんです」という患者の訴えに注力して、そちらの問題に取り組むのが医師という資格を持つ者のあるべき仕事の姿なのかもしれません。いわゆるヘルス・メンテナンスというのは従来、プライマリ・ケア医をはじめとする医師の大事な業務とされてきましたが、実は「医師の仕事」にしないほうが良いのかもしれませんね。

Sinsky CA, Panzer J. The Solution Shop and the Production Line—The Case for a Frameshift for Physician Practices. New England Journal of Medicine. 2022 Jun 30; 386（26）: 2452-3.

現在、AI の発展は著しく、ChatGPT などが即座にネット情報を利用して「もっともらしい文章」を作ってくれます。もっとも、ChatGPT は中身がぜんぜん出鱈目なので実際の調査には全く役には立ちませんが。先日、試しに「岩田健太郎について教えて」と聞いたら、以下の答えが返ってき

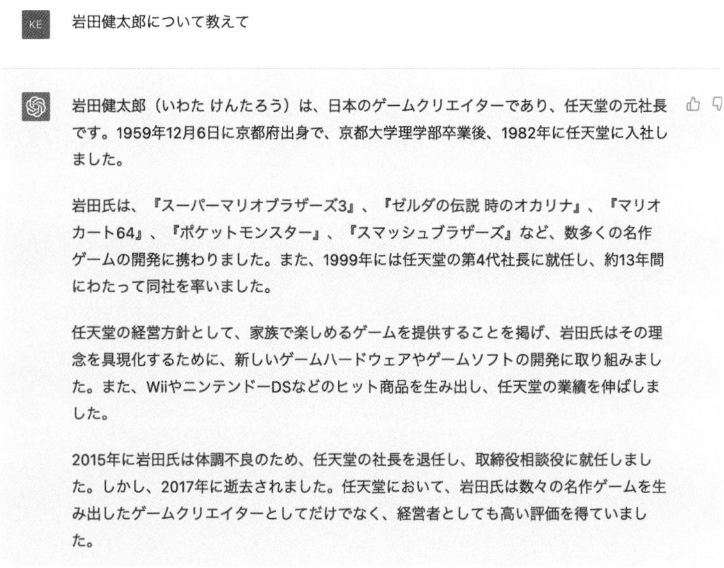

> KE 岩田健太郎について教えて

> 岩田健太郎（いわた けんたろう）は、日本のゲームクリエイターであり、任天堂の元社長です。1959年12月6日に京都府出身で、京都大学理学部卒業後、1982年に任天堂に入社しました。
>
> 岩田氏は、『スーパーマリオブラザーズ3』、『ゼルダの伝説 時のオカリナ』、『マリオカート64』、『ポケットモンスター』、『スマッシュブラザーズ』など、数多くの名作ゲームの開発に携わりました。また、1999年には任天堂の第4代社長に就任し、約13年間にわたって同社を率いました。
>
> 任天堂の経営方針として、家族で楽しめるゲームを提供することを掲げ、岩田氏はその理念を具現化するために、新しいゲームハードウェアやゲームソフトの開発に取り組みました。また、WiiやニンテンドーDSなどのヒット商品を生み出し、任天堂の業績を伸ばしました。
>
> 2015年に岩田氏は体調不良のため、任天堂の社長を退任し、取締役相談役に就任しました。しかし、2017年に逝去されました。任天堂において、岩田氏は数々の名作ゲームを生み出したゲームクリエイターとしてだけでなく、経営者としても高い評価を得ていました。

図14　ChatGPT

ました。それは俺じゃねえ（笑）。

　というわけで、ChatGPT は「もっともらしい文章は書くけど中身はデタラメ」なポンコツです。まあ、人間でもいますよね。コロナの「自称」専門家とか、「ChatGPT かショーン K みたいなやつ」は少なくありません（笑）。まあ、話がうまくて「もっともらしい」ので、素人さんは騙されてしまうのですが（一部でカリスマ的な人気を得ています）。

　とはいえ、ChatGPT もこれからは精度をどんどん増していくでしょう。電子カルテにも AI が導入されるのは時間の問題だと思います。日本の電子カルテは日本企業のものがほとんどなので、世界の趨勢についていってくれるかは若干疑問ですが。

　例えば、電子カルテで検査や薬をオーダーしたら、自動的に AI が判断して病名や疑い病名を入力してくれたらとても楽になりますよね。どうせ、日本のレセプト審査制度は「疑い病名が正しく書かれているか」が大事なので、「本当にその病名を疑うべきか」という、医学的な判断はガン無視です。日本社会得意の「本質ではなく、形式」を論じているわけです。要は「もっともらしく」ありさえすればよいので、ChatGPT にはお似合いなのではないでしょうか。ついでに感染症法のあれやこれやの届け出も自動的に AI がやってくれれば主治医はとても楽になります。ブルシット・ジョブは全部 AI に押しつければよいのです。官僚の仕事の多くはブルシット・ジョブ（後述）ですから、国会答弁とか、意味不明なポンチ絵とかは AI に描かせたほうが、より効率的でしょう。あんな意味ない仕事ばかりやらせてたら、ますます官僚の人気は落ち、優秀な人は別な領域に流れていってしまいますから。

時間を慈しまない、日本の医者

　日本の医者は時間の使い方が下手だ、と申し上げてきました。その最大の理由は日本の医者が時間を慈しんでいないためです。時間に対するリスペクトがないため、無駄遣いをしても気にしないのです。

　元ラグビー日本代表の平尾剛さんに教えてもらった話をよく引用してい

ます。できの悪いラグビー・コーチは、トレーニングで選手がぶっ倒れ、一歩も動けなくなるまで徹底的にしごき、練習させるんだそうです。では、そういう選手たちが試合で大活躍できるかというと全く逆。相手チームよりも先にバテてしまって一試合を走り抜くことができないのだそうです。

なぜ、このような逆説が起きるのでしょうか。

理由は簡単です。選手に「一歩も動けなくなる」まで練習をさせていると、選手たちはできるだけ早く一歩も動けなくなるような体の動かし方をしてしまうからです。おそらくは無意識のうちに。筋肉の使い方も呼吸法も無駄が多くなり、体力を浪費し、そして早くバテバテになってしまう。こんな稚拙な体の使い方をしていたら、試合でもつわけがありません。

「一歩も動けなくなる」までトレーニングをするのは体力をつけ、試合で走り抜けるための手段だったはずです。しかし、そのようなトレーニングはしばしば「一歩も動けなくなる」が目的化してしまいます。典型的な手段と目的の取り違えです。

たいていの医者は忙しいですから、ついつい労働時間が伸びてしまいます。担当患者が増え、急患が増えていくと業務が深夜におよび、ときに泊まり込みになってしまうことだってあるかもしれません。

しかし、そのような勤務体系が常態化してしまうと、手段として、結果として遅くまで残っていたはずの病院勤務が目的化してしまいます。夜遅くまで残っている俺って偉い、という自己憐憫が気持ちよくなってきます。本来なら夕刻までに終わらせることができるはずの仕事もダラダラとネットを眺めたり、同僚と雑談したり、カップヌードルを食べたりして、わざと深夜にまで勤務が遅れるようになってしまいます。そのような遅延行為はしばしば無意識のうちに行われます。さきのラグビー選手が「すぐに疲れるような」無駄な身体の使い方をしていたように。

このような手段の目的化を自覚し、時間の浪費は罪なのだ、という新しい意識を保つ必要があります。

時間に対する観念を変える。医師の意識改革は必然なのです。

意識改革で時間の使い方は変わる──

　タイム・マネジメントの手法はたくさんあります。

　例えば、ぼくはかつて『1秒もムダに生きない　時間の上手な使い方』（光文社新書）のなかで、時間を上手に使うテクニックを複数、紹介しました。

　例えば、締切は意識的に2ヵ月前倒しにすること。締め切り間際に別の緊急事態が発生することは医者の世界では珍しくありません。そうなると、締切仕事がやっつけ仕事になり、仕事の質が落ちてしまったり、締切が間に合わなくなって周りに迷惑をかけたりします。周りに迷惑をかけると、そのリカバリーに多くの時間と手間が費やされます。他人の時間を大切にできない人は、自分の時間も大切にはできません。よって、2ヵ月締め切りを自分の中で前倒ししておけば、いざ突発的な事象が起きても、慌てずに対応できます。

　あるいは、マルチタスクの方法として「自分が一番気持ちが乗っている仕事を優先する」というテクニックもあります。気持ちが乗らない仕事は、単位時間あたりに達成できるタスクの量がどうしても下がってしまいます。ノリノリでやっている仕事は短い時間でたくさん前進できます。だから、意識的に「今、おれが一番、ノリノリになれる仕事はどれか」を選択し、そこに注力するという「マルチタスク」をやれば、短い時間でたくさんの仕事を達成できます。

　というように、時間を上手に使うにはいろいろなテクニックがあるのです。興味がある方は、拙著をご参照ください。

　しかし、いくら小手先のテクニックを駆使しても、そもそも時間を浪費することなど「どうでもよい」と心の底で思っている限り、時間の使いかたは絶対に上手になりません。断固たる決意を持って、「自分は時間を上手に使う」と覚悟を決める必要があります。そのためにはこれまでの習慣や「常識」をかなぐり捨てる覚悟が必要です。

──具体的なゴールを決める

　時間を上手に使うためには「こういう状態が、時間が上手に使われている状態だ」というゴールをきっちり設定する必要があります。そのゴールを達成するために、どういう仕事をすればよいか逆算して考えるのです。

　例えば、ぼくのいる神戸大学病院感染症内科では「当番医以外は午後8時には医局を出て帰宅する」、「当直明けは引き継ぎしたあと勤務をしない」、「週に最低24時間は必ず連続してオフがとれるようにする」といったルールを定めています。

　これは権利ではありません。義務です。実践できない者は叱責の対象になります。

　「そんなことできるわけない」と多くの医者は言いますが、命を預かる医者が24時間以上連続勤務をするなど、（飛行機のパイロットのような）他職種に言わせればそれこそ「非常識」です。

　もちろん、患者の急変など医療においては予見不可能な不測の事態が起こり得ます。ときにはこのようなルールが守りにくいこともあります。しかし、そのような「不測の事態」は年に1、2度あるかないかです。そもそも患者の急変などは医療現場においては「想定範囲内」なはずです。患者が急変しないと信じ込んでいるほうがどうかしています。

　とはいえ、多くの「不測の事態」は実は予防可能です。必要のない点滴ラインからのカテ感染、必要のない尿カテーテルを介した尿路感染、本来ならもっと前に退院させておけば起きなかったはずのせん妄や静脈内血栓、不要な薬の副作用や相互作用。こうした「不測の事態」は医療安全上のシステム改善で減らし、あるいはゼロにできるのですが、日本の医療安全はどちらかというと「スローガン」のほうが多くて、「今度はミスしないように注意します」といった「個人の不注意」に還元しがちなところがあるので、構造的なミスの減少は起きにくいように思っています。

　何年か前、ぼくの元部下が、ニューヨーク市の病院で感染症の短期研修を受けました。ぼくが後期研修をしたベス・イスラエル・メディカルセンターです。彼が驚いて言うには、病院内で尿路感染症がほとんど発生していないというのです。ぼくも驚きました。ぼくが感染症フェロー（後期研

修医）のときは、院内の尿路感染は日常茶飯事で毎日のようにこの対応のためにポケベルで呼ばれていたからです。

　院内尿路感染最大の原因は尿カテーテルの留置です。しかし、なんだかんだと理由をつけて医者はカテーテルを挿入したがりますし、いったんカテが挿入されてしまうと抜去の機会はなかなか訪れません。属人的に、医者の「注意深さ」に頼っていても、全然、尿路感染は減らないのです。

　米国では尿カテーテルの挿入、抜去のガイドラインが作成されており、ベス・イスラエルではこれをシステムに取り込みました。属人的な「不注意」は絶対に発生するので、「注意しましょう」では事故は防げません。

https://www.cdc.gov/infectioncontrol/pdf/guidelines/cauti-guidelines-h.pdf

　院内環境の改善には動機づけが必要です。米国でシステムを改善させる巨大な動機づけが２つあります。それは、訴訟とカネです（笑）。まじで。

　米国の公的医療保険、メディケアでは、2008年以降、入院中に発生した院内感染（カテーテル関連尿路感染と中心静脈ライン関連の血流感染）には診療報酬がつきません。院内感染が起きると病院は収入激減なのです。こりゃ、目の色を変えてシステム改善するわけですよ。

Waters TM, Daniels MJ, Bazzoli GJ, et al. Effect of medicare's nonpayment for hospital-acquired conditions lessons for future policy. JAMA Intern Med. 2015 Mar; 175: 347-54.

　日本では医療安全とか感染対策への加算はプロセスや努力にしか行われない傾向にあります。会議をやれとか、講習を受けさせろとか。でも、会議なんて何十回やったって院内感染は減りません。会議をやる暇があったら、構造的に感染を減らす仕組みづくりをしたほうが何百倍も効率的です。それに、会議や講習の時間がそもそももったいないです。こうやって職員の時間が浪費されていくのです。これも、「働き方改革」への逆風です。

　「不測の事態」は構造的にかなり減らすことができます。患者の急変が起きなければ、予定通りの検査、予定通りの手術、予定通りの治療が提供され、予定通り患者は退院していきます。これならば医者は定時で帰宅できるわけです。もし「予定通りの」医療で、それでも超過勤務が避けられな

い場合は労働構造が根本的に間違っているので、それは管理者の責任ということになります。定時で帰れない「予定通りの」労働は、形容矛盾なのです。

　そもそも、常態的に「不測の事態」が起きること自体、自分たちの仕事がうまくできていない証拠です。患者の容態や、これからの経緯を予見し損なっているのですから。

──臨床力とタイムマネジメント力は相関する

　かつてニューヨークで同僚だった慶応大学の香坂俊先生は極めつけに優秀なドクターです。彼はアメリカで研修医だったとき、患者を入院させるとき、アドミッションノートを書くと同時に退院サマリーも書いていました。非常に効率の良い仕事の仕方ですが、患者の診断や治療、経過予測の確度が高くないと、なかなかできないことです。予測が外れてしまえば、退院サマリーを書き直さねばならないわけで、むしろ手間が増えてしまいかねません。

　アドミッションノートとともに退院サマリーを書くということは、入院初日に、退院までの道筋をあらかじめ予見しておく、ということです。このような習慣をつけておくと患者ケアにおいて常に「先手」を打つことができます。患者の入院中の経緯をあらかじめ予見できているからです。

　一方、香坂先生とは真逆な研修医も多いです。患者の診断がちゃんとできていない。その場で思いついた検査や治療を特にプランもビジョンもなく行う。どのように退院させるかも見通しが立っていない。

　こういう研修医は入院患者ケアが場当たり的になり、いろいろなことに無駄な時間がかかります。

　臨床力とタイムマネジメント能力は密接に関係するのです。

　終わらせ方も計画しないで、戦争を仕掛ける国は稚拙な国です。戦争を仕掛けるときは、必ず「こう終わらせる」というビジョンをもっておくべきなんです。それができていなかったのが日中戦争や太平洋戦争時の日本でした。入院時に退院のイメージを作る。非常に大事な原則です。

　ボトルネックを意識しない研修医も多いです。

　パンツを履いてからじゃないと、ズボンは履けない。世の中にはＡを
やってからでないとＢができない、ということは多々あります。パンツを
履くまではズボンを履くのは待つしかない。一方、靴下を履く、と腕時計
をつけるはどちらから先にやっても構いません。靴下が履けない状況下で
は、さっさと腕時計をつければいいんです。

　胸痛患者では、急性心筋梗塞を除外してからでないとストレス検査はで
きません。でも、心筋梗塞を除外していない状態でも栄養のアセスメント
やソーシャルワーカーとの相談はできます。「今できないことは何か」を理
解していれば、「その他のことはどんどん今できるはず」となります。退院
間際になって慌ててソーシャルワーカーに相談して、転院先がなかなか決
まらないといったケースはしばしば見ます。もったいないことです。

　午後8時までに医局員の勤務が終わらないような状況下では、上司のぼ
くが責任を持って労働システムを修正します。そういうときは定時のカン
ファレンスを中止したり、先延ばしにできる仕事を先延ばしにして、「8時
までに帰れる」状況に変えるのです。病気や出張でメンバーの数が減った
ときも、「減ったなりにできる仕事のやり方」にシフトします。

　チームにおける医療とはサッカーの試合のようなものです。相手が強い
場合、弱い場合、いろいろな場合が考えられますが、その都度「今与えら
れた状況で最適解を出す」ことを目指します。退場選手が出てメンバーが
少なくなっても、「少ない状態でもっとも勝ちやすい」戦術を選択します。

　ときに、もっとも稚拙なサッカーはボールに向かって選手全員が走って
追っかけていく「幼稚園児のサッカー」です。人的リソースの無駄遣いで
すね。例えば、大名行列的な教授回診は、徒に医局員全員の時間を奪う「幼
稚園児のサッカー」になっていないでしょうか。

　多くの医者は「今の労働形態でもっと早く帰宅するなんて無理だ」と言
います。ならば、労働形態そのものを変えればいいのです。医者は頭が良
いくせに、案外固定観念が強すぎて発想の転換ができていません。

　現代医療はアウトカムが大事。アウトカムベースで患者ケアを行うべき
ですが、我々のタイムマネジメントもアウトカム志向で行うべきです。絶
対にやる。そのための手段を考える。断固たる決意をもって労働環境改革

をすれば、定時の帰宅はけっして無理な話ではありません。そもそも諸外
国の医療現場ではちゃんとそれができているわけであって、日本の医療現
場でだけそれができない、というのが奇異な話だと認識すべきなんです。

——他人の時間を奪うな

　ある日ある時、某病院の医者がこう言っていました。
　「俺の外来は本当に忙しくてさ、終わるのがいつも夜の9時過ぎになっ
ちゃうんだよ」
　彼はこれを自慢話として話していたのですが、ぼくは内心呆れていまし
た。そんな稚拙な外来のやり方はありえない、と。
　もちろん、件の医者は患者にとても人気があります。だから患者が集ま
る。そして丁寧に診療するから、どうしても時間がかかる。それで夜遅く
までの外来、となるわけです。遅くまで待たされても主治医を変えること
なく患者も待っているのですから、この医者の評判がよいのは間違いあり
ません。
　しかし、考えてもみてください。このような外来診療の延長はこの医者
「だけ」が残業してできることではありません。看護師も事務職もみんな彼
に付き合わねばならないんです。そして、そういう看護師や事務職の方々
にも家族がいることでしょう。この医者の独りよがりな外来のせいで、彼
らの家族の食事は遅れたり、延長保育を強いられたりして、多くの人がそ
の影響を受けています。患者さんだって好きで何時間も待っているわけで
はありません。医者のやることだから文句を言わずに言うことを聞いてい
るだけで、本当は不満を抱えている患者だっているはずです。こういう、
ひとりよがりの「名医」のせいで、多くの人の時間が浪費されています。
　すでに「時間をリスペクトせよ」という話をしました。自分の時間を大
切にしない人は、他人の時間も大切にしません。平気で他人の時間を奪う、
「時間泥棒」になってしまいます。

矛盾する厚労省 ─

　病院では医療安全や感染対策の職員に対する講習が義務づけられています。全職員が参加することが必要ですが、勤務時間内にそのような時間を作ることは現実的ではありません。アメリカなどではこういうレクチャーは朝の8時くらいにやってしまうのが常ですが、なぜか日本では会議や講義は勤務が終わったあと、時間外の夜やることが多いのです。これも一種の時間泥棒です。

　最近はテクノロジーが進歩していますから、別に「全員を同じ時間に集める必要」はないのです。eラーニングにして、自宅からネットでレクチャーを聴いたっていいじゃないですか。しかし、しばしば厚労省は「eラーニングではなく、直接講義をライブで聴こう」指導しています。愚かなことです。同じ口が「労働基準法を守れ」とかいうのですから、呆れ返ります。最近では、eラーニングならば1.5倍速くらいの早送りもできますから、ライブでレクチャーを聴くよりも効率的に短時間でレクチャーをこなすことができます。それを「ずるい」と考えてはいけません。「賢い」と考えるべきなのです。

　ライブで聴こうが、ネットで聴こうがレクチャーはレクチャー、多様性を尊重すれば無意味な残業を強制する必要はなくなるのです（義務の講習は残業扱いです。病院の収益にも悪影響です）。

　こうやって、時間に無頓着な人の無神経のために、多くの人の大切な時間が奪われていくのです。

タイムカッターになろう ─

　ぼくは書類の無駄にうるさい方です。無駄な書類、多いですよね。こういう書類の存在を看過しないことが大事だと常々申し上げています。

　例えば、エイズ患者の自立支援医療の書類が無駄です。なぜかこの書類は自治体によって書式が異なるのですが、前任地の千葉県では、毎年この書類を更新する必要がありました。そして、更新のたびに「この患者が

HIV 感染という診断に至った経緯」を書かせていました。そして、ワードのコピー・アンド・ペーストは認められず、なんと「手書き」でこれをやれと要求していたのです。毎年。

　毎年同じ患者の「診断に至るまでの経緯」を手書きする作業はまったくの時間の無駄であり、意味はありません。率直に言って、受けとる行政サイドもちゃんと読んでいないと思います（何が書いてあっても、もたらされる結果は同じだからです）。平成 24 年に「ニューモシスチス肺炎で診断した」と書いて、平成 25 年に「カポジ肉腫で診断した」と書いても、おそらく誰も気づかないでしょう。こういう露骨に無駄な書類仕事に時間をかけるのは主観的には極めて苦痛です。

　「HIV 患者が診断に至るまでの経緯を毎年書かせるのは非合理的だ。こんな無意味な書類を作らせるべきではない。診断に至る前の経緯なんて、最初に一回訊けば十分だろう。そもそも、診断に至るまでの経緯なんて本当に必要なのか。どんな経緯であっても HIV 感染症である限り、提供される行政サービスは同じのはずだ。あなたたちは我々に無駄な仕事をさせている」とぼくは猛抗議しました。その結果、この無意味な書式は撤廃され、「診断に至る経緯」も毎年書く愚行はやらなくてもよくなりました。手書きじゃなくても、ワードファイルで印刷しても認められるようになりました。どうせ毎年書くことは同じなのだから、ファイルにまとめとくほうが良いに決まっています。そもそも、HIV 感染者は一度受診したら、ずっと治療を継続しなければなりません。「毎年書類を更新」することの必然性すらないのです。ですから、現在は兵庫県と折衝して、「自立支援医療の書類を毎年更新することを止めましょう」と提案しています。自立支援医療の更新手続きと書類作業そのものがまるまるムダなタスクなのです。こういう意味のない仕事は、止めてしまうのが一番です。

　多くの HIV 感染者は身体障害者手帳を取得し、その後、付随して障害者年金の申請をします。

　これは、厚生労働省による書式記載の「指導」ですが、ひどいものです。免疫不全を根拠に身体障害者手帳を取得しているのです。身長、体重、視力なんて必要のないデータです。なんで握力なんて測定しなきゃいけないの？

表面　　　　　　　　　　　　　　　　　　　　　　　　　　　　　　［記載例］

① 障害の原因となった傷病名	後天性免疫不全症候群 血友病A 肝炎（慢性C型）	② 傷病の発生年月日	昭和 平成 〇 年 〇 月 〇 日	診療録で確認 本人の申立て （ 年 月 日）
		③ ②のため初めて医師の診療を受けた日	昭和 平成 〇 年 〇 月 〇 日	診療録で確認 本人の申立て （ 年 月 日）
④傷病の原因又は誘因	第Ⅷ因子製剤 初診年月日（昭和）平成 〇 年 〇 月 〇 日	⑤既存障害	血友病性関節症	⑥ 既往症 溶血性貧血 血小板減少、反復性肺炎

⑦傷病が治った（症状が固定して治療の効果が期待できない状態を含む。）かどうか	傷病が治っている場合 ・・・・・・・治った日 平成　年　月　日 確認 推定
	傷病が治っていない場合 ・・・・・・・症状のよくなる見込 有 ・ 無 ・ 不明

⑧ 診断書作成医療機関における初診時所見 初診年月日 （昭和・平成〇年〇月〇日）	右膝関節内出血による膝関節の腫脹が悪化し、歩行困難あり。 前医によりABC/RTV/APV/EFVを処方されていたが、 精神症状、嘔気が強くなり、平成〇年〇月〇日に前医に入院となり、抗ウイルス療法は中止となっていた。 当院転院時、CD4 16、HIV-RNA量 4.0×10³コピーと免疫能低く、身体所見で鎖骨リンパ（節の腫脹）が見られた。

⑨ 現在までの治療の内容、期間、経過、その他の参考となる事項	〇年〇月から抗HIV薬3剤併用療法を開始したが、副作用が強く、〇年0月に休薬した。 CD4値は350前後まで改善を認めていたが、休薬後、徐々に低下し、 〇年0月時点ではCD4値200を下回り、歯肉壊死を認めた。 消耗状態が続き、易感染性を呈していた。現在も月2回通院し、治療を行っている。	診療実日数 年間 24 回、月平均 2 回
		手術歴 手術名（　　　　　　　　） 手術年月日（　　年　月　日）

⑩現在の症状、その他参考となる事項	〇年〇月以前で上記のような身体的状態に達していたため、精労働でも身体への負担は大きかった。抗HIV薬服用による消化器症状の 副作用が著明であり、服用を中止させるを得なかった。日和見感染症予防薬の服用は中止不可能であり、身体的負担のみならず、 時間的・精神的制約や食生活への衛生的配慮など行る生活制限は大きかった。

【⑪計測】
　身長、体重は必ず記載してください。また、視力障害を併発している場合は、視力や視野の検査結果も記載してください。

表面　　　　　　　　　　　　　　　　　　　　　　　　　　　　　　［記載例］

⑪ 計測 （平成〇年〇月〇日）測定	身長	175 cm	体重	現在 58.5 kg 発症時 75.5 kg	握力	右 18 kg 左 16 kg	視力	右眼裸眼 0.1 矯正 1.5 左眼裸眼 0.1 矯正 1.5
	視野	欠損なし	調節機能		聴力レベル	右耳 　dB % 左耳 　dB %	血圧	最大 134 mmHg 最小 60 mmHg

　その書式はさらに噴飯ものでして、例えば血算のデータを書く欄が3箇所あります。まじで。赤丸で示しときますね。

　頭おかしいんじゃないの？　て言うか、そもそもHIV感染者の「免疫不全」と血算の値は直接は関係ありません。だから、ヘモグロビン値や血小板数なんて本当は不要な情報なのです。意味のない情報を要求し、あまつさえこれを（同じ紙に）3回書けなんて、ありえない話です。て言うか、これと同じ情報は身体障害者申請の書類でも書いているわけで、身障手帳の申請と障害者年金の申請を連動させてしまえばそれぞれ別の書類を書く必要もないわけです。これ、関連会議で厚労省の担当者に「ムダな書式だから直してください」と要望したことがありますが、「本庁に持ち帰って検討します」と検討する気はみじんもありませんよ、という表情で言われました。もちろん、書式は直りませんでした。

　業務上の「ムダ」は根気強く撤廃を促していくことが大切です。それは

56

表面　　　　　　　　　　　　　　　　　　　　　　　　　　〔記載例〕

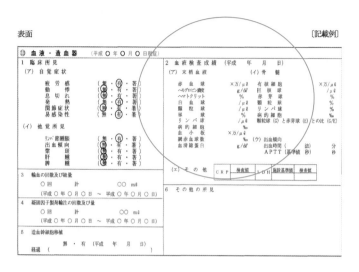

⑬　血液・造血器　　（平成 ○ 年 ○ 月 ○ 日現症）

1　臨床所見
　（ア）自覚症状

　　　　　　疲　労　感　　　（無・軽・有・著）
　　　　　　動　悸　息　切　　（無・軽・有・著）
　　　　　　発　熱　　　　　（無・軽・有・著）
　　　　　　関節症状　　　　（無・軽・有・著）
　　　　　　易感染性　　　　（無・軽・有・著）

　（イ）他覚所見

　　　　　　リンパ節腫脹　　（無・軽・有・著）
　　　　　　出血傾向　　　　（無・軽・有・著）
　　　　　　紫斑　　　　　　（無・軽・有・著）
　　　　　　肝腫　　　　　　（無・軽・有・著）
　　　　　　脾腫　　　　　　（無・軽・有・著）

3　輸血の回数及び総量
　　　　○　回　　　計　　　○○ ml
　　（平成 ○ 年 ○ 月 ○ 日 ～ 平成 ○ 年 ○ 月 ○ 日）

4　凝固因子製剤輸注の回数及び量
　　　　○　回　　　計　　　○○ ml
　　（平成 ○ 年 ○ 月 ○ 日 ～ 平成 ○ 年 ○ 月 ○ 日）

5　造血幹細胞移植
　　　　無　・　有（平成　年　月　日）
　　経過（　　　　　　　　　　　　　　　）

2　血液検査成績　（平成　年　月　日）
　（ア）末梢血液　　　　　　　（イ）骨髄

　　　赤　血　球　　　×万/μℓ　　有核細胞　　　×万/μℓ
　　　ヘモグロビン濃度　　g/dℓ　　巨核球　　　　　　
　　　ヘマトクリット　　　　％　　赤芽球　　　　　％
　　　白　血　球　　　　/μℓ　　顆粒球　　　　　％
　　　顆　粒　球　　　　/μℓ　　リンパ球　　　　％
　　　単　球　　　　　　％　　病的細胞　　　　‰
　　　リンパ球　　　　/μℓ　　顆粒球（G）と赤芽球（E）との比（G/E）
　　　病的細胞　　　　‰
　　　血　小　板　　　×万/μℓ　（ウ）出血傾向
　　　網赤血球数　　　　‰　　出血時間（　法）　　分
　　　血清総蛋白　　　g/dℓ　　　　APTT（基準値　秒）　　秒

　（エ）その他　　| C R P | 検査値 | L D H | 施設基準値 | 検査値 |

6　その他の所見

裏面　　　　　　　　　　　　　　　　　　　　　　　　　　〔記載例〕

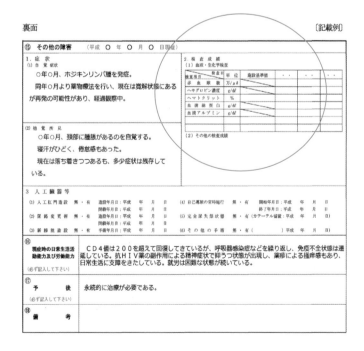

⑮　その他の障害　　（平成 ○ 年 ○ 月 ○ 日現症）

1．症状
（1）自覚症状

　○年○月、ホジキンリンパ腫を発症。

　同年○月より薬物療法を行い、現在は寛解状態にある

が再発の可能性があり、経過観察中。

（2）他覚所見

　○年○月、頸部に腫脹があるのを自覚する。

　寝汗がひどく、倦怠感もあった。

　現在は落ち着きつつあるも、多少症状は残存して

いる。

2．検査成績
（1）血液・生化学検査

検査項目	単位	施設基準値	・・	・・	・・
赤　血　球　数	万/μℓ				
ヘモグロビン濃度	g/dℓ				
ヘマトクリット	％				
血清総蛋白	g/dℓ				
血清アルブミン	g/dℓ				

（2）その他の検査成績

3　人工臓器等

（1）人工肛門造設　無・有　造設年月日：平成　年　月　日　（4）自己導尿の実施　無・有　開始年月日：平成　年　月　日
　　　　　　　　　　　　　閉鎖年月日：平成　年　月　日　　　　　　　　　　　　　　　終了年月日：平成　年　月　日
（2）尿路変更術　無・有　造設年月日：平成　年　月　日　（5）完全尿失禁状態　無・有（カテーテル留置：平成　年　月　日）
　　　　　　　　　　　　　閉鎖年月日：平成　年　月　日
（3）新膀胱造設　無・有　手術年月日：平成　年　月　日　（6）その他の手術　無・有（　　　：平成　年　月　日）

⑯
現症時の日常生活活動能力及び労働能力

（必ず記入して下さい）

　ＣＤ４値は２００を超えて回復してきているが、呼吸器感染症などを繰り返し、免疫不全状態は遷延している。抗ＨＩＶ薬の副作用による精神症状で抑うつ状態が出現し、薬疹による掻痒感もあり、日常生活に支障をきたしている。就労は困難な状態が続いている。

⑰
予後

（必ず記入して下さい）

　永続的に治療が必要である。

⑱
備考

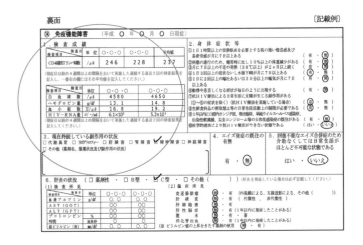

大変な努力を要します。多くの人は現状維持が大好きなので、このような「変革」を嫌がります。しかし、一回、このようなムダを排除しておけば、あなただけでなく多くの人の仕事が少し楽になります。未来永劫。それは大きな前進であり、組織や国全体の生産性を上げていきます。

　楽をするためには苦労せよ、とぼくはよくいいますが、「そういうこと」なんです。

ブルシット・ジョブを蹴っ飛ばせ──

　ブルシット・ジョブ（BSJ）とは、人類学者のデヴィッド・グレーバーが、次のように定義したものです。

　BSJとは、被雇用者本人でさえ、その存在を正当化しがたいほど、完璧に無意味で、不必要で、有害でさえある有償の雇用の形態である。とはいえ、その雇用条件の一環として、被雇用者はそうではないととりつくろわねばならないと感じている。

酒井隆史『ブルシット・ジョブの謎　クソどうでもいい仕事はなぜ増えるのか』講談社現代新書

　グレーバーはアメリカの人類学者です。BSJ の概念自体は 2013 年に彼が書いたエッセイに込められていました。これを 2018 年に書籍化し、BSJ という言葉も明示されました。ということは、欧米社会においても BSJ は普遍的だっていうことです。

　ぼくも米国にいるときは、この国はなんて効率が悪くて意味のないことばかりしているんだろう、と思っていました。前述のように、当時の米国は全然、ハイテクじゃなかったですし、訴訟社会、契約社会なこともあり、やたら書類が多いのです。患者さんからもらわなければならないサインもたくさんあり、研修医のぼくは本当に書類仕事ばかりをずっとやらされていました。まさにブルシット・ジョブです。

　米国医療は高コスト体質でもありました。医者がやらなくて良い仕事は、事務系の方がサポートしてくれました。それはよかったのですが、米国の医療費を押し上げる要因になってしまいました。米国医療において事務作業（いわゆる、アドミ）のコストは全コストの 15～25％を占めると言われています。

Chernew M, Mintz H. Administrative expenses in the US health care system: Why so high? JAMA. 2021 Nov 2; 326（17）: 1679-80.

　それでも、ハイテク大国になった米国は、医師の事務作業を IT 化して、効率を高めてきました。週に 10 時間はペーパーワークをしていると言われる米国の医師ですが、IT のようなテクノロジーを活用して、これを減らす議論が活発になっています。

Jotform. How to reduce paperwork for doctors[Internet]. The Jotform Blog.[cited 2022 Jul 20]. Available from: https://www.jotform.com/blog/how-to-reduce-paperwork-for-doctors/

　翻って、前述のように日本では今でもムダな事務作業は本当に多いです。また、その書類を扱うプロセスもムダだらけです。

　新型コロナウイルス感染症界隈では、普段、感染症系の書類を書いたことがない人も、感染対策に駆り出されて書類作成をお願いされました。あまりに無駄が多くてうんざりした人も多かったのではないでしょうか。これは「紙の」書類のみならず、コンピュータ上の入力作業も同様です。本稿執筆時点で、軽症かつリスクのあるコロナ患者への第一選択薬はパキロ

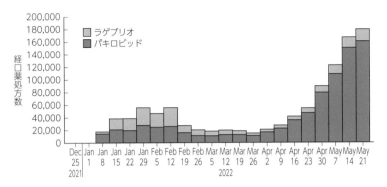

図15　米国での新型コロナ経口薬の処方数（ラゲブリオとパキロビッド）
United States, December 23, 2021-May 21, 2022. CDC　MMWR. 71（25）: 825-9.
https://www.cdc.gov/mmwr/volumes/71/wr/mm7125e1.htm

ビッドと呼ばれる抗ウイルス薬です。これはニルマトレルビルという抗ウ
イルス薬に、血中濃度を高めるリトナビルという薬を合わせて服用させま
す。腎機能が悪い患者には使いにくく、併用注意な薬も多いです。しかし、
併用注意は併用禁忌ではありません。この薬はコロナの重症化を抑える効
果が非常に高いため、米国ではNIH（国立衛生研究所）などが使用を強く
推奨しました。医師だけでなく、他の医療者でも処方できるようにして、
最近では薬剤師も処方できるようにシステムを変更しました。大量に発生
する新型コロナ患者に対して有効性の高いパキロビッドを最大限活用する
ための作戦です。米国で出されるコロナの経口薬はほとんどがパキロビッ
ドです。

　ところが、日本ではこのパキロビッドはほとんど活用されていません。
厚労省が一括管理をしているせいで供給量は非常に少ないのが特徴です。
また、処方に必要な書類が何枚もあって、これも現場の医師を萎えさせま
す。日本ではパキロビッドよりも効果の低いラゲブリオのほうがより処方
されています。

　なぜ、医療の世界ではムダ書類が多いのか。

　理由はいろいろだと思いますが、ぼくは最大の理由に日本社会の「努力
主義」があると思っています。努力主義については、冒頭で少し申し上げ
ました。日本社会における評価のポイントは「努力」なのです。頑張った

ことに対して対価が与えられる。頑張ったことを評価される。その頑張りが何をもたらしたのか、はあまり関係ない。そして、頑張らなければ評価しない。

　だから、書類仕事も簡単な書式では満足できない。あれも、これも書かせないと「ちゃんと書類を書いた」ことにならない。

　診療時の保険審査で「病状詳記」を書かされることがあります。あれも、保険審査で通すべき根拠が明示されてればいいわけで、別にダラダラと長く書く必要はないはずなのです。しかし、短く書くと「もっと長く詳しく書いてくれ」と要求してきます。長く書けば、読みにくく、わかりにくいですが、そこは構わない。簡潔明瞭なわかりやすい文章では通らない。要するに、あれは案件が保険を通すべき案件か否かを吟味しているのではなく、「お前が汗水たらしてたくさん作文して、我々に忠義を尽くしたか」を吟味、評価しているんです。ま、一種の「いじめ」です。本当に嫌らしい根性です。

　だから、日本の役所の通知は理解しにくく、わかりにくいですよね。もっとシンプルに短く書けばよいのに、とぼくはいつも思っています。

　でも、だめなんです。シンプルに短く書くと「サボってるみたい」だから。弄り回して、こねくり回して、長々と冗長な文章を書くことこそが「努力の証」なんです。医療界を含む日本社会では、無意味なブルシット・ジョブを嫌な顔ひとつ見せずにすすんでやる人こそが高く評価されます。これが上役への忠誠心の証明になるのです。「こんな書類、ムダじゃないですか」なんて言おうものなら、その人物の評価はだだ下がりです。その書類がムダであればあるほど、その書類を嫌な顔ひとつせず書く態度が強い忠誠心の証になるという……ああ、くだらない。

── 日本の評価制度は信用できない

　だから、ぼくは日本の「評価」システムを全体的に信用していません。なぜなら、日本社会では個々人の評価活動が必ずしも個人の能力の正当な評価に役立っていないからです。ひいては組織の向上、改善にも繋がってい

ないからです。評価しているのは、「俺様に対する絶対的な忠誠心」なのです。

　現在、様々な「新しい」評価方法が導入されています。定量的評価、定性的評価、360度評価、コンピュータによる入力、ポートフォリオなどなど。しかし、どんなに技術的に優れた評価方法を採用しても、根っこのところで上が下への忠誠心を根拠にしていれば、同じことです。

　例えば、研修医は上級医の指示、命令を忠実に遂行することによって高い評価を得ます。360度評価のときは、看護師長など周辺の職員の好みに忠実にすり合わせることが評価の対象となります。要するに、「上（あるいは周囲）に気に入られること」が評価の根拠になるのです。

　そして、そういう職場環境ではサービス残業が横行し、ムダなブルシット・ジョブが横行します。サービス残業やブルシット・ジョブこそが人の忠誠心を吟味するのに最も手っ取り早い方法だからです。与えられたブルシット・ジョブがムダで非合理で、意味のないものであればあるほど、それを喜んで遂行する人物の評価は上がります。「こんっなに意味のない仕事を嬉々としてやってくれるほど、お前は私に忠実なのか」というわけです。本当に必要なのは「こんな無駄な仕事を部下に押しつけているあなたは、やばいですよ」と教えてくれる（本当の意味で）優秀な部下なのですが、そういう部下はまず間違いなく評価者に嫌われてしまい、評価を下げてしまうのです、日本社会では。ぼくが部下を評価するポイントのひとつは「ルールを守っているか」です。「俺の言うこと」に従っているか、ではありません。「ルール」と「俺の言うこと」には天と地ほどの差があるのです。

　よく、コンプライアンスとか言いますけど、コンプライアンスが重要なのは明記されたルールに対してだけです。「俺様が要求する、理不尽で、ブルシットな不文律」ではありません。日本社会ではガバナンスとコンプライアンスがセットになって論じられることが多く、ガバナンスが組織のトップのリーダーシップが強いこと、と勘違いされがちです。こういう勘違いがあると、コンプライアンスが「俺様の言うことを聞け」に転化され、ブラック企業体質が固着化し、ブルシット・ジョブ満載の組織にまっしぐらになります。

大学病院には大学病院のルールがありますし、感染症内科内には感染症内科のルールがあります。ルールを守ることこそが、コンプライアンスなのであり、それこそが部下の評価に重要な項目なのです。

ちなみに、組織において、「そのルールが存在してる理由」を説明できない組織はダメ組織です。「昔からそうなってる」、「みんなそうしている」的なルールは生産性を下げる、ブルシット・ジョブと親和性の高いルールです。学校のブラック校則はこのようなクソ・ルールでいっぱいです。繰り返します。合理的な存在理由をきちんと説明できないルールはクソ・ルールで、さっさと廃止したほうが良いのです。

繰り返しますが、不文律が多い組織も駄目な組織です。これも大学とかに多いですね。ぼくは、理不尽な要求をされると「それは規則で決まってるんですか」と必ずきくことにしています。そして、ほとんどの場合規則として明記されていません（笑）。「昔からそうなっている」という不文律なのです。であれば、そんな不文律に従う必要はないわけで。そういう不文律はしばしば、上司の好みや価値観の押しつけだったりすることがほとんどなのです。

ぼくが神戸大学に赴任した2008年、ある用事で医学研究科長のところに行ったら、いきなり怒られました。白衣を着たままで研究科長のところに行ったのがいけなかったらしいのです。「そんな作業着を着て、俺に会いに来るやつがいるか」というのです。ぼくは大学卒業後、「大学病院」で勤務した経験がまったくありませんでした。なので、そのときは「そんなものかなあ」と謝罪して退室しましたが、今から考えればバカバカしい「俺様のルール」だったと思います。もちろん、神戸大学の学則には「上役に会うときは白衣を脱ぐこと」なんて書いてありませんし、一般的な社会人のマナーですらありません。白衣姿が他人に会うときのマナーを逸しているというならば、その姿で患者さんやその家族、あるいは同僚の医者や看護師などコメディカルたちに会うのもよろしくないとぼくは思います。というか、いちいち学内で服を脱ぎ着するなんて、時間の無駄遣いです。

ちなみにちなみに。神戸大の前に勤務していた亀田総合病院には執行部にアメリカ人がいました。アメリカ人にもドレス・コードにうるさい人はいて、彼は「ジーンズをはいて診療するのは患者さんに失礼だ、けしから

ん」と怒っていました。たしかに、アメリカにいたときはジーンズはよろしくなかったように思います。もともとジーンズってまさに「作業着」ですもんね。

でも、日本ではジーンズは作業着というよりもカジュアルなおしゃれな服という印象がより強いです。ぼくは、「論より証拠」、「論よりエビデンス」な人なので、外来で患者さんにアンケートをとって、「ジーンズを履いている医者をどう思うか」と問い合わせましたが、ほとんどの患者さんは「別に気にしない」ということでした。結局のところ、ドレスコードで一番大事なのはカスタマー（客）の意識なのだから、千葉県の患者さんが医者のジーンズOKなら、それでOKなんだ、とぼくは思います（地域によって患者さんの好みに差がある可能性は否定しません）。

それで思い出しましたが、ニューヨークにいたときの上級医は、かつて英国でもトレーニングを受けていました。米国では当直のときはスクラブを着るのが普通です。スクラブというのは最近はテレビドラマとかでおなじみになりましたが、あの手術着みたいな服です。ところが、英国では当直のときもネクタイ、ワイシャツじゃないと「患者さんに失礼」ということで、スクラブを着用しての当直は認められていなかったのだそうです。まさに、所変われば……です。

その英国も、ネクタイが病原体を定着させていて、院内での伝播の原因となるとわかってからは、院内でのネクタイは禁止となりました。まさに「論よりエビデンス」です。

British Hospitals Ban Ties, Long Sleeves［Internet］.［cited 2022 Oct 16］.
https://www.cbsnews.com/news/british-hospitals-ban-ties-long-sleeves/

ちょっと逆説的に響くかもしれませんが、規則に書いてないルールを強いるところはガバナンスができてない、のです。

大学が典型的ですが、ガバナンスという言葉を間違って使っていることが本当に多いですね。ガバナンスのことを、トップダウンで一人のリーダーが好き勝手にあれやこれやを決めること、と勘違いしてるところが多いのです。ぼくに「白衣を脱げ」と言った研究科長のように。

ガバナンスとは組織が健全に経営されるために、管理体制や内部統治を

強化する取り組みのことです。トップダウンでリーダーが理不尽な要求をしていれば、それは当然「不健全」なわけで、ガバナンスでもなんでもなくなってしまいます。ガバナンスにおいて最重要なのは透明性や公正性なのです。

ですから、外部監査のような第三者にもきちんと説明できる組織運営（アカウンタビリティ）が重要になるのです。外部には説明できない不文律が横行している組織に、健全なガバナンスなど、ありえないのですね。

例えば、ぼくらの医局では午後8時以降に医局に残っているのは原則禁止だと申し上げました。患者の緊急対応や当直時は別ですが。しかし、何かの話し合いとかしていて、8時以降まで医局に残っていることがあります。これは「ルール違反」として叱責の対象となります。

しかし、ルールの範囲内であれば、ルールを守っていれば、上に気にいられる必要はありません。例えば、感染症の治療でもぼくが好みの治療法と、そうでない治療法があります。どちらがより優れた治療かどうかは、科学的な決着がついていません。そういうことはよくあります。

たとえぼくが好まない治療であっても、それが妥当性の高い治療であれば叱責の対象にはなりません。ガチの激論になる可能性はありますけどね（笑）。「好悪の問題」と「当否の問題」は厳密に分けることが大事です。この、「好悪の問題と当否の問題は厳密に区別する」も日本社会ではできてないことが多いですね。上司の気に入らないことは、悪いことだ、に転化されがちなのです。

ぼくのところでは、たとえ上司であっても間違ったことをしていれば、それをちゃんと指摘してくれる部下の方が、評価は高いです。自分の頭で考え、議論し、上司に対してもそれを発動できるのは能力が高く、倫理的にも高潔であるからです。もちろん、ただ上に楯突いているだけの反抗的な態度が高評価の根拠になるわけではありませんけれども。

ぼく自身がとても反抗的な人間なので（笑）、反抗的であることそのものは評価を下げる根拠にはしていません。ただし、反抗的な態度にもスキルが必要です。

ただ、ふてくされているだけとか、反対ばかりしている人は「効果的な反抗」ができていません。現状が気に入らないなら、なぜ気に入らないの

か、そしてどうすれば改善できるのか、それを具体的に提言できなければなりません。

それから、提言は組織や病院、ひいては社会全体がよくなるような建設的な批判でなければなりません。私はそれを気に入らない、というような、「好み」の問題で議論をふっかけるのは生産的とは言えません。繰り返します。「好悪の問題」と「当否の問題」は厳密に分けることが大事なのです。

議論をするときには、論理的に整合性が取れており、相手の意見もちゃんと取り入れる形でなければなりません。議論が平行線をたどったり、相手の話を聞かないような議論は時間の無駄です。こういう議論（というか論争）をふっかけてばかりで、徒に相手の時間を奪っているような態度をとっていればそれは評価を下げる根拠になります。チームのパフォーマンスを自ら下げるような人は、評価が高まるわけがありません。

要するに、チームパフォーマンスが上がることに寄与していれば、その人物の評価は高まるのです。診療と同じで、アウトカムが大事ってことですね。

ただ、上層部の言うことを素直に聞いているだけではチームの真のパフォーマンスは上がりません。その場を丸く収めているだけで、ブルシット・ジョブはなくならないし、チームのパフォーマンスも、医療の質も上がりません。かといって、イチャモンをつけたり喧嘩をふっかけているだけでもやはりチームパフォーマンスは上がりません。

よって、ぼくは部下の評価はチームパフォーマンスの向上に寄与しているかどうかを中心に行っています。

それから、ぼくは「平等に」人を評価することはしません。人はそれぞれ、異なる属性を持っているからです。

例えば、コミュニケーション能力は、医療者の能力としては非常に重要な能力の一つです。だから、コミュニケーション能力が高い医療者を、その能力が故に高く評価するのは当然です。しかし、コミュニケーション能力が一見低い人であっても、必ずしも低評価の根拠としてはいけません。

生まれつきコミュニケーションが苦手な人はいるものです。しかし、寡黙でコミュニケーションや議論が苦手な人でも、他に優れた長所を発揮し続けていれば、それは高評価の対象になります。医師は、すべての側面で

優れている必要はないのです。

　ぼくが教えていた研修医で、とても寡黙で、プレゼンも苦手な人がいました。しかし、この人に文章を書かせると、非常に上手でしかも論理的なことに驚かされたことがあります。プレゼンの上手な研修医のほうがスマートでロジカルな印象を与えていたのですが、「プレゼンの上手さ」故に論理の甘さや根拠の乏しさが隠れてしまったりするのです。しかし、この寡黙な研修医は、しゃべらせると説得力がないのですが、書かせると非常に緻密で説得力のある議論を展開するのでした。こうして考えてみると、いわゆる「コミュニケーション能力」は論理や知識といった内科系医学の能力の欠如を覆い隠してしまうような、そんな弊害が潜んでいるとぼくは思います。そういえば、米国には、こういう「中身はないけどプレゼン上手」な研修医がたくさんいました。コミュニケーション能力があること自体は全然悪いことではないんだけど、そういう弊害には指導医は意識的になっていたほうが良いです。

　コミュニケーション能力同様に慎重になっておくべきはジェンダーのバイアスやルックスのバイアスです。例えば、往々にして男性指導医は見た目に秀でた女性医師に甘くなる傾向があるように思います。自分では意識してないかもしれませんが、一種のルッキズムになっているわけです。え？　俺はどうかって？　そ、そ、そんなこと……ないぞ。

　最近では、ニューロダイバーシティー（neurodiversity）という言葉があるそうです。神経の多様性、ですね。例えば、アスペルガー症候群（自閉症スペクトラム）や注意欠如多動症（ADHD）などのある方は、一般にコミュニケーションが苦手だと言われます。しかし、そのような、一種のハンディキャップに周りが気づき、そこに配慮してあげることで、十分にコミュニケーションが可能になります。個々人のコミュニケーション能力をあまり強調しすぎると、こういう人たちの居心地が悪くなってしまいます。構音障害などの言語障害を持つ人の場合も同様ですね。

　ぼくが米国で感染症フェローをしていたときは、後輩のフェローは難聴を持っていましたが、補聴器などのサポートを得ればそれはそれは優秀でした。様々なハンディキャップの存在は、その人物の評価を過剰に低くしてしまいがちですが、そこは評価者の知識や配慮でカバーできますし、そ

うすべきだと思います。

　繰り返します。コミュニケーション能力は評価の対象とすべきですが、コミュニケーション能力に問題があったとしても、それを一種のハンディキャップ、と考えれば、他の優れた能力を正当に評価できます。逆にコミュニケーション能力に優れていることが、論理的思考や知識などの欠如をマスクしてしまい、過大評価をしてしまうこともあります。過大評価は必ずしも本人にとってよいこととは限らず、過度に重要なポストを与えてしまってプレッシャーになってしまったりすることもあります。これはこれで、ちょっと残酷な仕打ちです。

　とにかく、「俺様に従順かどうか」、「俺様の価値観に寄り添っているか」という評価基準を評価者が持っている限り、評価は正当には行われません。また、従順や価値観への寄り添いを根拠にすると、みんなが同じ考え方をする等質な集団になってしまい、これはこれでとても危険です。

　多様性の尊重とよく言いますが、考え方や価値観が異なっていてもちゃんと仕事ができる集団は強い集団なのです。同じ価値観で固まっている集団は、簡単に団結できるので一見よいチームができそうですが、間違ったときに修正がききませんし、一種のカルト的な存在にもなりがちで、チームの外と世界観が噛み合わなくなってしまうリスクもあります。

　うちの研修医にもよく教えるのですが、「あの人とは合わない」といって、口もきかなくなってしまう研修医がたまにいます。「あの人とは合わないけれど、ちゃんと一緒に仕事ができる」が正解です。

　神戸大学病院感染症内科の後期研修のミッションは「世界のどこにいっても通用する感染症のプロになる」ことであり、世界の舞台では、価値観が同じ人と一緒に仕事をするほうが難しいくらいです。アマチュアの部活動ではないのですから、価値観があわなくてもちゃんとミッションを遂行できねば、プロとは言えません。

　そういう意味では、同じ価値観を共有する、をチームの前提としている日本の医局の多くは、その精神においてアマチュアなのだとぼくは思います。

　そして、多様性を認め、価値観の異なるメンバーとも仕事が遂行できるプロ集団になってこそ、「忠誠心を試す」ような無意味なブルシット・ジョ

68

ブは消滅するとぼくは思うのです。

── 正しい評価のためには

　すでに述べたように、特に日本の場合、部下の評価はしばしば部下のパフォーマンスではなく、評価者に対する忠誠心で吟味されています。

　例えば、組織で間違いが起きているときに、その間違いを指摘し、改善を促すというハイパフォーマーは低く評価され、間違いを見て見ぬ振りをして、上司に媚を売るタイプのローパフォーマーのほうが評価が高いのです。360 度評価をする場合も同様で、看護師などは、看護師に対して親切な研修医は評価が高いです。もちろん、親切なことはよいことですが、病院全体のパフォーマンスを上げているか、という観点がしばしば見落とされているのが問題です。自分に忠誠か否か、を評価の基準にしているかぎり、その評価は絶対にうまくいかず、組織はだめになっていきます。

　評価においては、3 つの E が重要です。効率（efficiency）、効果（effectiveness）、そして公平（equity）です。

　評価はできるだけ手間暇のかからない形で簡単に、短時間にできなければいけません。そして、その評価が病院のパフォーマンスを上げるような形で使われねばなりません。これが評価の「効果」です。

　よく、職員評価とか自己評価とかエクセルファイルに長々と入力させられますが、それが病院や組織のパフォーマンス向上に役に立っているかというと甚だ疑問です。どちらかというと、単なる「やってるふり」なのではないでしょうか。

　逆に言えば、病院や組織のパフォーマンスが向上している限り、その構成員は良い仕事をしていると逆算的に推測できますから、むしろ見るべきは個々の構成員の評価よりも、組織のパフォーマンスなのではないか、と思います。「個人」に積極的に介入すべきは、その個人がトラブルに巻き込まれたとき、あるいは巻き込まれそうなときですね（被害者、あるいは加害者として）。

　そして、公平性。これが一番大事でして、評価者はえこひいきをしたり、

自分の好みを根拠に人の良し悪しの判断をしてはいけません。ここが確保されていることがとても大事です。できてないんですけどね。

Davis P, Milne B, Parker K, Hider P, Lay-Yee R, Cumming J, et al. Efficiency, effectiveness, equity（E3）. Evaluating hospital performance in three dimensions. Health Policy. 2013 Sep 1; 112: 19-27.

仕事の効率を高めよう　コスト効果を考えよう──

　仕事の効率を高めよう、と提案すると、たいていの医療機関では嫌な顔をされます。特に上層部……診療科長とか、部長、師長クラスです。

　そこには、世代の価値観というか、昭和の価値観というか、があるように思います。昭和の時代は「手間をかければ、かけるほどよい」という価値観、世界観が強かったのですね。

　この努力主義は日本人固有のエートスではありません。比較的最近の、1970年代以降の価値観の産物だとぼくは思います。

　さて、ウルトラマンの話をさせてください。

　ウルトラマンは、光の国、M78星雲からやってきた宇宙人で、地球人のハヤタと合体？　しています。地球のピンチがやってきたときはハヤタがウルトラマンに変身、スーパーヒーローのウルトラマンが悪い怪獣や宇宙人をやっつけるという、そういう話です。

　『ウルトラマン』は1966年から67年にかけて放送されたテレビ番組で、当時の子供たちのハートを鷲掴みにする人気番組でした。次いで放送された続編の『ウルトラセブン』（1967〜68年）も同様のヒーロー物で、強いウルトラセブンがバリバリ活躍する、という物語でした。

　『ウルトラマン』や『ウルトラセブン』はTBS系列の番組で、日曜夜のゴールデンタイムに放送されていました。ところが、1969年6月から同じ時間帯で放送されたのは、『柔道一直線』というこれまでの路線とは大きく異るドラマでした。これはいわゆるスポーツ根性もの（スポ根もの）で、努力や根性という観念が強調されるようになります。

　1971年4月からは、同じTBS系列の金曜夜から『帰ってきたウルトラ

マン』というウルトラマンシリーズの続編が放送されます。ところが、このウルトラマンはかつてのような無敵のスーパーヒーローではありません。怪獣に不甲斐なく破れ、トレーニングで新しい技を開発し、努力と根性でリベンジを果たす。スーパーヒーロー物の姿をしていながら、実は「スポ根」だったのです。

「スポ根」が特に流行したのは1970年代です。ちょうどぼくが小学生の頃です。その後、あまりに汗臭い「スポ根もの」はだんだん流行らなくなってきましたが、80年代になり、今度は『週刊少年ジャンプ』の漫画が大流行しました。『ジャンプ』漫画の特徴が「友情、努力、勝利」でして、やはりそこに通底するのは「根性」だったのです。

日本はこのころ、高度成長時代という時代を経験していて、どんどんリッチになっていきました。社会人の仕事の仕方も「友情、努力、勝利」でして、努力してたくさん働けば、個人も国家もお金持ちになれたのです。90年代になり、日本の「バブル経済」が崩壊して、長い長い不況の時代になるまで、日本では「努力は必ず報われる」という努力主義が非常にパワフルだったのです。

もちろん、努力すればするほど成果が上がる、という発想そのものは、必ずしも無根拠なものではありません。スポーツにしても、音楽にしても、1の努力よりは2の努力、2の努力よりも4の努力のほうが能力を伸ばしてくれます。「練習は裏切らない」という言葉がありますが、努力をすれば、そのリターンは期待できるものなのです。

が、ここにトリックがあります。ある目的（ゴール）に到達するためには一定の努力は必要ですが、「努力すればするほどよい」と努力そのものに注力しすぎると、いつしか人はその目的（ゴール）そのものを忘れてしまったりするのです。本来、努力は手段であって目的ではないのですが、その努力そのものが目的化してしまう。「手段の目的化」という失敗のパターンですね。

70年代のスポ根ものや、80年代の努力主義。テレビ番組や漫画によって、当時の若者は「努力する、その姿こそが偉いんだ」という努力の目的化、手段の目的化をかなり強く刷り込まれてしまったように思います。60年代のウルトラマンが、（特に努力もせずに）悪い怪獣をやっつけてめでた

しめでたし、となっていたのが、歯を食いしばって努力するプロセスを経ないと我慢できなくなってきたのですね。

　現在、子どもたちの「部活動」での練習のしすぎが問題になっています。スポーツを楽しむにせよ、将来的にプロとして活躍しようと目論んでいるにせよ、育成世代での練習のし過ぎはむしろ逆効果だったりします。すでに述べたように「練習は裏切らない」側面はありますが、それはあくまでも「練習がパフォーマンスを上げている」限りにおいて、です。練習のし過ぎでパフォーマンスがむしろ下がることもありますし、大きな怪我をしてしまえば、その練習自体ができなくなって本末転倒、最悪の場合には選手生命を大きく縮める結果にもなりかねません。

　我々の医療現場はどうでしょう。やはり「努力主義」が非常に幅を利かせています。特に医者の世界では古き悪しきスポ根もの的な努力主義はとても強いです。

　ぼくも人のことは言えません。研修医のときはこの古き悪しきスポ根体質に染まっていたので、こういう世界観はよく理解できます。

　研修医時代はとにかく「努力自慢」が流行りました。やれ、自分はもう何時間寝ていない、何時間食事をとっていない、もう何日も病院から外に出ていない……こういった「俺はここまで悲惨な状況に陥っているんだ」という不満を、いかにも嬉しそうに話して、同級生たちよりも自分のほうが努力しているんだ、というアッピールをしあって競い合ったのです。

　だから、そういう気持ちはわからないではありません。でも、医者の仕事は気持ちよくなることじゃないのです。いくら努力自慢が気持ちよくても、結果に結びついていなければ、ただの自己満足に過ぎません。

　努力が手段ではなくなり、目的化すると、人はどんどん効率が悪くなります。理由は簡単です。効率とはすなわち、少ない努力で結果を出すことを意味しているからです。努力しなくても結果が出る。これでは、努力を目的化してしまった人にとっては、自らの存在理由（レゾンデートル）の否定にほかなりません。

　よって、努力が目的化した人の動きは非常に効率が悪いです。1時間でできることを、3時間かけてやろうとしてしまいます。そのかけた時間の多さが「努力の証」であり、「誠意の証明」となります。努力が目的化した

上司はそういう部下を見て目を細めて褒めるのです。「ほら、御覧なさい。あのひとはあんなに丁寧に3時間もかけて仕事をしている」と。プラス査定になるのです。

しかし、仕事の効率が悪いのは一種の給料泥棒です。

前述のように、日本の労働時間は労働基準法で定められています。週の労働時間、1日あたりの労働時間、三六（サブロク）協定で規定される超過勤務時間、すべて時間単位です。

1時間でできる仕事を3時間かけてやるということは、同じ「結果」に対して3倍給料をもらっていることにほかなりません。「給料泥棒」とぼくが呼ぶのはそのためです。おまけに、そういうモタモタした仕事をしている人のほうが、古き悪しき昭和のスポ根精神にとりつかれた上司にとっては「高い評価」の対象だったりするのです。

こういう駄目な上司の下で働く部下としては、ムダだとわかっていても1時間でできる仕事を3時間かけてやり、無理やり上司の評価を高めさせるか、「もはやあんな上司に評価してもらうことすら、時間の無駄」と割り切って1時間で仕事を終わらせ、自分の生活の質を守る代わりに、低い給料と上司の（不当に）低い評価を我慢するか、という誠に理不尽なトレードオフの計算をしなければなりません。

こうやって、組織の生産性は下がっていくのです。

プロの世界では、結果が大事です。3分間で怪獣を倒すウルトラマンはやはり優秀だったのです。短い時間で結果を出すために、令和の時代に昭和の悪いロジックを引きずらないよう、医療現場での意識改革が必要です。

——会議のコスト

ムダの多い日本の労働環境において、特にムダが多いとぼくが思うのは会議です。そこで、会議のあるべき姿についてここでは考えてみようと思います。

まず、「会議じゃないと解決できないこと以外は、会議で決めることなかれ」という大事な原則を申し上げておきましょう。

　会議じゃなければ解決できない問題は、会議で解決すべきでしょう。逆に言えば、会議じゃなくてもできることであれば、会議はやらないほうが、効率が良いです。

　会議とは一人ではできません。一人でやってるのは、それは……会議以外のなにかです（笑）。会議は複数人が参加して行うものなのです。

　そして、複数人が参加するということは、消費される時間も参加人数分になります。ん？　どういうことなのでしょうか。もう少し説明しましょう。

　つまり、1時間会議をやって、例えば参加者が40人であれば、それは1×40人……40時間分の時間を費やしていることを意味しています。単純に1時間の会議、と思ってはいけないのです。これが2時間に延長されれば消費時間は80時間、3時間やると120時間になります。

　以前から不満に思っていたことですが、基本的に「報告事項」は会議で報告しなくてもよいと思っています。そういうのはメールか、ラインやSlackなどで回覧しておけばよいので、皆を集めて報告する必要はありません。報告事項をゼロにすれば、会議の時間はかなり短くなるはずです。

　審議事項も、そのメンバーで本当に審議しなければならない事項なのかは十分な吟味が必要です。「やった感」を出すためだけに、そこで大人数集めて、「いちおう、皆から意見聞きましたよ」というフリをするための審議は不要です。また、これも形式的なものについてはメール審議で意義があるときだけ会合で議論すれば良いと思います。

　プレゼンテーションにも工夫が必要です。人事のときなど、前の発表者と重複するプレゼンをする人があまりに多くて閉口します。「さきほどのご発表と重複するところがありますが……」と言いながら重複するのはほとんど犯罪的です。重複するとわかっているところは割愛すればよいのです。自分の発言が前の人の発言よりも短くなると沽券に関わるのでしょうか。プレゼンが短くったって悪いことなど一つもないのですから。

　ぼくはスカートとスピーチは短いほどよい、と教わってきたので（ぼくが言ったんじゃありません！）プレゼンは必要最小限なことしか言いません。でも、そうすると「もう少し詳しく説明してください」とか余計なことを言ってくる人もいて困ります。詳しく説明することでなにか意思決定

に変化が及ぼされるのならば納得しますが、単に「ちゃんと説明しました感」を醸し出して、会議に権威づけをするためのプレゼンなら短いほうがよいに決まっている。

こういうムダを徹底的に省いたら、会議は実に短くなります。そもそも、何時間も費やして会議なんてやってたら、人の集中力は落ちますし、正しい判断がだんだんできなくなります。意思決定法としては最悪ですね。

しかし、長い会議を好む人は少なくありません。「議論を尽くさないと気がすまない」人たちです。年配の連中に多いです。実際には、議論を尽くしているようで、同じ話が何度もループしてたり、ロジックが破綻していたり、破綻したロジックではなく、大声をあげている人の威圧的な態度のせいでなんとなく醸成されてしまう空気がものを決めたり、疲れ果ててしまって「もう、適当に決めてやれ」になっていたりするのです。長くすればするほど議論は成熟する、という見解は幻想に過ぎません。

そもそも、日本の会議ではロジカルな議論そのものを嫌う人が多くて本当に迷惑します。「イワタ先生の意見は理屈の上では正しいんでしょうけれども、ここはまあ、ムニャムニャ」と、意見にすらなっていない意見で提案を退けられることは多々あります。そういう人にとっては、ロジカルに考えて、論理的に議論し、理にかなった決定をすることは生理的に受け付けないのです。大事なのはあくまでも合意形成であり、それはつまりは「空気づくり」。みんなが納得した、という空気をつくることが大事なのです。よって、「これは論理的には間違ってるかもしれないが、ここは俺の顔を立てて、みんな、納得してくれよ」的な、議論になっていない対話が展開されてしまうのです。

生産性の乏しい会議は悪です。ムダに、盛んに発言し、会議時間を徒に伸ばし、あるいは「俺はここにいるんだぜ」と上層部にアッピールするツールとして会議を使うのは、単なる悪趣味です。

こうやって、ノリと雰囲気でルールを作るから、非合理なルールがどんどんできていきます。こうやってブルシット・ジョブが乱造されるという悪循環です。悪い会議が、悪い職場を作るのです。

ロジカルに議論すれば、議論は長くなりません。論点が定まれば、その是非について検討するだけだからです。もし、ロジカルに議論しても決着

74

がつかないような議論であれば「すぐに決着するにはそぐわない命題」ということですから、その場で決めずに次回に問題を先送りするのが良いでしょう。いずれにしても長々と議論するのは単なる「時間の無駄」です。

　日本マイクロソフト社は「会議は基本30分以内で参加者は5人まで」を原則にしているそうです。社内メールも使わず、チャットがメインとか。

　そうそう、電子カルテにメールシステムが付随していることがよくありますが、閲覧する機会が少ないし、自宅で読めないので、ラインやSlack、あるいは普通の電子メールを活用したほうがよいですよ。こういうところも、日本の病院や大学はとてもとても遅れています。

　ちなみにちなみに、日本マイクロソフト社は週勤4日、週休3日だそうです。

株式会社インプレス．日本マイクロソフト、「会議は基本30分で5名以下」や「社内メールではなくチャットに」を全社員に通達 [Internet]．PC Watch. 2019 [cited 2022 Jul 1]. Available from: https://pc.watch.impress.co.jp/docs/news/1197670.html

　本稿執筆時点では、神戸大学大学院医学研究科の教授会は毎月第3水曜日の14時から開催されています。12時から病院運営審議会、その後感染対策委員会があるので、ぼくはその日は12時からずっと会議です（ちなみに午前中は外来やってます）。この教授会が長くなると、19時とか、20時とかを過ぎるのです。ぶっつづけで8時間会議とか、頭おかしいんじゃないの？　と自身に問うことはしばしばです。

　会議は朝やるのがいいのです。日本は夕方から会議始めたりするから、無制限長時間会議になりがちなのです。日常業務があとに控えていれば、長々と会議はできなくなりますから。米国では基本的に、重要なことはほとんどすべて朝やっていました。会議時間が長すぎると仕事になりませんから、皆困ります。皆困るので、会議は自然に締まって、早く終わります。

　それでも、教授会は以前よりはスピーディになりました。以前はもっと夜遅くまでやってましたから。ぼくは重要案件を夜遅くに、疲れ果てた教授たちで意思決定するなんて愚の骨頂だと思っていましたが、「大阪大学なんてもっと遅くまでやってますよ」みたいな頓珍漢なことをいう人すらいて、「まったく大学とは常識のないところだ」と嘆いていました。今も嘆

いています。

　ちなみに、本稿執筆時点で、神戸大学大学院医学研究科で女性教授は3人だけです(特命教授含む)。こんな会議の形式では女性が輝ける社会うんちゃらも、絵に描いた餅に決まっています。最近はグローバル社会とのことで、大学の教授ポストは外国人にも開かれていますが、こんな前時代的な会議をやっていては、優秀な海外の研究者は教授選に出馬しないでしょうね。

　ところで、年に一回、教授会のあとで「名誉教授たちとの懇談会」という名の宴会があるのですが、このときだけは教授会はきっちり定時に終わるのでした。名誉教授たちとの懇談会、ここんところ、コロナでやってませんが。要するに、やりゃあ、できるじゃんか。なぜそれを毎回やらないの?

　ことほどさように、大学の会議は無駄が多く、いたずらに長く、多くの人の時間を奪っています。やらなくてもよい追認のための会議、会議のための会議も多いです。こういう会議をラディカルに改善するだけで、たくさんの時間が捻出できると思います。

　定時を過ぎても会議をするなんて国際的には非常識ですし、子育てや介護のある職員にとっては本当に苦痛だと思います。そのくせグローバル化だ、外国人教員も雇用せよ、女性が活躍できるようにとか言うのですから、まったく呆れ返ります。こんな稚拙な会議で、グローバル化も女性の活躍もありえないんです。

　先に述べたように、重要な会議は朝やったほうが良いです。そして、どんな会議でも、まず終了時間を決めておいたほうが良いです。終了時間を決めて、そこから逆算して各発言者も発言内容を吟味、工夫しなければなりません。

　会議のときはみんな自分のことしか考えていません。全体像が見えていませんから、自分の発表の時間になると、ここぞとばかりに長話をしたがります。これでは時間の使い方が稚拙になります。

　全体像から逆算して、自分の果たすべき発言のスタイルを決める、そういう習慣と技術を保つ必要があります。

　読めばわかることは、いちいち説明しないでほしいです。これも多いで

すね。「目を通しておいてください」で済むところを、延々と自分で朗読するという。さらに、同じ文言の重なっている複数の書類をすべて繰り返し読む人もいて本当に閉口します。これこそ時間泥棒です。

　会議のムダ発言も嫌ですね。「これは意見ではなく、感想ですが」という人。黙っててください。あなたの好みは聞いてません。生産性のある発言だけしててください。いつも苦々しく思っていることです。

　日本人は議論がとにかく下手なのです。まずは議論の方法を学ぶのが遠いようで近道なのでしょうね。

教育と学習の問題点 ──

　厚労省によると、日本の企業の GDP に占める能力開発費の割合は諸外国に比べてとても低く、そして経年的にも低下していることがわかっています。

　日本は人の能力開発という点で、戦略性を欠いているのが大きな問題だと思います。

　典型的なのが受験制度ですね。

　昭和の時代、第二次ベビーブーマーのぼくは「受験地獄」と呼ばれる、大学受験の苛烈な競争社会の中にいました。もっとも、ぼくはそういう競争社会のあり方にはとても懐疑的でしたし、ほとんど興味もなかったので、早々にドロップ・アウトしましたけど。

　なぜ、「受験戦争」が苛烈化したのか。もちろん、人口増加に伴う競争の激化も原因の一つでしょう。今から考えると信じがたいことですが、昭和の当時は日本の人口は増加し続けていました。過密化が問題になり、狭い国土にたくさんの住民が住むことから大気汚染、水不足、交通渋滞、満員電車、住宅難といったさまざまな問題が生じていました。少子高齢化で人口が減り続けている令和の現在では想像し難いことですが、本当に当時はそういう時代だったのです。

　しかし、受験戦争の苛烈化は人口増加だけが原因なのではありません。学歴重視の日本企業が終身雇用制度を堅持していたため、大学受験が最初

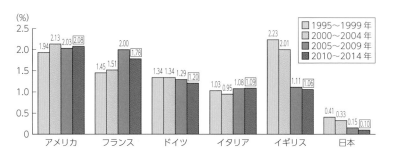

図 16　GDP（国内総生産）に占める企業の能力開発費の割合の国際比較について
https://www.mhlw.go.jp/wp/hakusyo/roudou/18/backdata/2-1-13.html（cited
2022 Jun 13）.

にして最後の人生の大難関になったのです。簡単に言えば、「大学受験に成功すれば一生安泰」なのであり、「大学受験に失敗すれば一生を棒に振る」と考えられていたのです。皆が大学受験に狂乱したのはそのためです。

　しかしながら、このような社会が学習にもたらした弊害はとても大きなものでした。なぜなら、多くの受験生は大学受験の受験勉強に全精力を注入し、受験が終わったときには疲れ果てていて、もはや勉学に打ち込もうという意欲すら失われていたからです。バブル時代の日本では大学は「レジャーランド」と揶揄されていましたが、大学生は勉強する気もまったくなくなり、そのまま社会人になっても自分を磨くことなく、勉強をしない習慣が定着してしまいました。

　学問において、勉強は一生モノなのですが、多くの人たちは高校生のまだ人生の序盤の段階で勉強を終えてしまったのです。フルマラソンのスタート数百メートルだけ全力で短距離走をやり、疲れ果ててそれ以上走れなくなってしまうようなものです。こんな愚かな話があるでしょうか。本書の冒頭で、「古文や漢文を実社会で生かしていない」問題を指摘しましたが、問題の根本はこの「受験に全力注入」の昭和な価値観があります。

　医学部などはそれでも医師国家試験がありますから、他の学部の大学生よりは大学で真面目に勉強します。しかし、それも大学受験のときのようなインテンシティはもはやありません。多くの医学生も学生生活をエンジョイし、一部の学生たちは授業をサボり、ノートを一部の真面目な学生

から借りてコピーし、器用に試験を合格し、最小限の努力で進学と医師資格を得ようとしました。もともとポテンシャルの高い医学生たちは、そのような最小努力による最大利得を獲得するのが得意ですから。

　間違えてはいけないのは、昭和の時代の人たちが「怠け者」だった、わけではなかったということです。いや、むしろ現在よりも一所懸命労働に邁進する「猛烈社員」型の人が多かったと思います。

　医療従事者も同様で、ぼくが医学生の頃は外科系の教授が「月月火水木金金」と真顔で言っていましたし、医者は休みをとらずに毎日病院に来て、深夜まで病院に残ったり、病院に泊まり込むのが日常化していました（今でもしています）。勤勉か、怠惰か、で言えば、この時代の人たちは概ね勤勉でした。

　が、学びの時間はあまり持ちませんでした。診療に関して言えば、文献や教科書を読んで診断や治療方法を工夫すると言うよりは、「うちの医局のやり方」で教授の鶴の一声を正確に再現する医局員のほうが高く評価されました。徒弟制度の技術や知識の伝承がそこにはあり、より良い診療を目指すための議論は乏しかったと思います。カンファレンスなども上級医が研修医に指示する、「伝達だけ」のカンファレンスが多かったように思います。今はもう見ることもなくなった「教授回診」という大名行列も同様な構造で、そこには議論はなく、単に上意下達があるだけでした。ここは、会議のところで述べた「日本人は議論が下手」なところが如実に出ていると思います。まあ、こんな習慣があるから議論が下手になったのかもしれませんが。

　肉体的には非常に勤勉で、厳しい労働環境に耐え抜いてきた昭和の医療従事者。しかし、脳みその方は完全に思考停止し、ただただ上役の言うことを忠実に再現するだけ、というパターンが横行していなかったでしょうか。下手に上司や教授に議論をふっかけようものなら、「あいつは扱いづらいやつだ」と干されてしまいかねないわけで。

　その後、日本の人口は減少してきました。バブルも崩壊し、年功序列の終身雇用の時代も終わりました。「良い大学に入れば良い人生が待っている」という呑気な見通しは、もはや通用しない過去のものに過ぎないこともわかってきました。

　その一方、現在の子供たちの親世代は、昭和の「受験戦争」、「受験地獄」を経験してきた世代です。現実世界はそうではないのに、「良い大学に行けばよい人生」という記憶の残滓をもっています。インターネットが発達し、進学情報も大量に、そして詳細に得られるようになってきました。進学もパターンも多様化し、幼稚園のお受験から、小中高の受験という受験の前倒しも定着しました。我が子の進学のために親は多大な投資をし、かつて大学受験のために高校時代を犠牲にして猛勉強に励んでいた学生たちは、小学生のうちから、あるいは幼児のときから猛勉強しなければならなくなりました。

　しかし、このようなペース配分を完全に無視した形での猛勉強の前倒しは、進学後のバーンアウトの原因となり、大人になってから一切勉強しないという悪癖の遠因ともなってしまいます。ペース配分が間違っているので、生涯の総勉強時間はむしろ短くなり、ますます知性的、理性的な判断ができなくなってしまいます。そもそも、昭和の時代の猛烈な労働環境そのものが理性的なものではなく、生産性もなかったのです。昭和な彼らが知性をかなぐり捨てたからこそ、理不尽で過酷な労働環境に耐え抜くのが偉い、という間違った観念を信じ込んでしまったのではないでしょうか。

　もっと根本的なことを申すならば、このような「何かを獲得するための必要悪として、将来の楽しみを得るための、現在の苦しみとして」勉強をするという観念そのものがよくないです。これでは「勉強は悪」となり、勉強は嫌なものとなります。現在でも、多くの人は勉強嫌いです。学ぶことは楽しいことなのに。

　同じことはスポーツや音楽の世界でも散見されます。中学や高校の部活動でしごきにしごきまくったあげく、スポーツを断念してしまうアスリートのなんと多いことか。大学ではせいぜい同好会程度。大人になったらスポーツは止めてしまう。「あんなしんどいことはもうやりたくない」というわけです。

　ピアノやバイオリンなどの、過度に厳しい習い事も同様です。若いうちに時間とお金を費やしても、長期的に続けられない。結局のところ、投資効果は乏しくなってしまいます。時間的にも、お金的にも。もったいない話です。アスリートの場合は、過度の練習による怪我、そしてプレーの断

念というのも大きな問題でしょう。

　ちょっと余談ですが、多くの学生がやるテスト勉強も稚拙な勉強の仕方です。テスト直前に徹夜を繰り返し、猛勉強して、テストの翌日には綺麗サッパリ忘れてしまうような勉強の方法です。勉強時間の割に定着する知識の時間が短いので、努力に対する効果が小さいです。このような効率の悪い、生産性に乏しい勉強の仕方が習慣化している学生が多いのはとても残念です。

　努力は結果であって目的ではありません。長く、余裕を持って、効果の長持ちする勉強の仕方をするのが大事です。

主治医制度という非効率

　今はどうなっているかはわからないのですが、そういえばぼくが米国のニューヨーク市で研修医をしていたときには、開業医が病院でも主治医をやる、というシステムをとっていました。かかりつけの患者さんが何かの理由で入院すると、その開業医が主治医となる。その場合は「プライベート患者」という枠組みになり、ぼくら研修医はその医師の指示に従って検査や治療を遂行するのでした。

　ぼくが勤務していたセントルークス・ルーズベルト病院では、そういうプライベート・プラクティスの患者さんも概ね、問題なく診療できていました。しかし、なかには明らかに入院診療に慣れていない医師もいて、そういう医師の指示は非効率だったり、最新のエビデンスから外れていた非科学的なものだったりして、研修医の評判はよくありませんでした。「おれ、またドクターAのプライベート患者もっちゃったよ。変なオーダーばかりでフラストレーション溜まるんだよなー」とぼやきあったりしたものです。

　マンハッタンのプライベート・プラクティスならば、入院させる病院も近くにあるので、外来診療後にちょっと車を飛ばしたり、タクシーに乗ればすぐに病院に到着できます。そこで患者を診たり、カルテを書いたりするわけですが、ケアの継続性が保証できていて、良いシステムだな、と思うところもありました。

　一方、他の州で診療する知人などは結構大変だったりしたようです。例えば、最寄りの病院が 150 km くらい離れたところにあったりします。そうなると、入院患者を診るために毎日その病院まで通うのは容易なことではありません。米国はとても広いですし、日本のようにたくさん病院があるわけではありませんから、こういうことは往々にして起きるのです。

　例によって OECD のデータを参照しますが、米国では人口 100 万人あたりの病院数は 18.55 です（2019 年）。同年の日本が 65.79 ですから、いかに日本では病院の数が多いか、米国では病院の数が少ないかがわかります。

https://stats.oecd.org/index.aspx?queryid=30182

　しかし、COVID-19 のパンデミックが明らかにしたように、日本の病院は数こそ多いものの、機能という意味においてはキャパシティを担保していなかったりします。発熱患者、コロナ患者は受け入れない病院のいかに多いことか。ことほどさように、日本の病院の数はとても多いのですが、できないことも多いのです。日本の場合、入院期間が長いこともあって、病院が米国ほど急性期の機能を備えていないという側面もあると思います。

　まあ、それはさておき。米国の開業医が病院での主治医を行うというのは、患者サイドからみた「ケアの継続性」という観点からは素晴らしいものだと思います。一方、これは場所によっては医師の負担が非常に増えますし、労働効率性という観点からはとても効率が悪いですね。あと、入院診療に慣れていない開業医が、たまに入院患者をケアすると、ケアの質の問題に繋がります。

　さて、21 世紀になって、米国では入院患者を診ることを専門にするホスピタリスト（hospitalist）というコンセプトが導入され、人気になってきました。ホスピタリストは1996年に導入されたそうなので、ぼくが研修医になる数年前だったのですね（1998 年）。その後、ホスピタリストは増え続け、米国には 6 万人近くのホスピタリストがいて、病院の75%はホスピタリストを雇用しているのだとか。

eCareers H. The Rise of Hospitalists—And What Comes Next [Internet]. healthecareers.com.[cited 2022 Jul 19]. Available from: https://www.healthecareers.com/articles/healthcare-news/the-rise-of-hospitalists

　ホスピタリストと非ホスピタリストで、診療の質はどちらが高いのか。たくさんの研究がありますが、両者の明確な差は確認されていないようです。例えば、最近では高齢者などのメディケアという医療保険に加入している患者において、医療費や死亡率には両群に差は認められませんでした。

Ryskina KL, Yuan Y, Polsky D, Werner RM. Hospitalist vs. non-hospitalist care outcomes and costs for medicare beneficiaries discharged to skilled nursing facilities in 2012-2014. J Gen Intern Med. 2020 Jan; 35（1）: 214-9.

　いずれにしても、ホスピタリストの存在は、外来や在宅診療での「主治医」と病院治療の「分業」を意味していると思います。一種のチーム医療のチームの一形態ですね。

　日本では開業医が病院で主治医になることはあまりないと思います。病院の「主治医」と外来の「主治医」は同一の人物のこともあれば、別の人物ということもあります。が、「主治医」というコンセプトそのものは病院内外で強く残っています。

　ぼくも日本で研修医をしていたときは、「医者は主治医観が大事だ」と指導医に何度も教わりました。

　辞書によると、「主治医」とは「主となって治療を受け持つ医者。また、かかりつけの医者」なのだそうです（精選版　日本国語大辞典　小学館 2006）。同書によると、尾崎紅葉の『金色夜叉』にも「主治医」という言葉が使われており、明治時代からこの言葉は広く使われていたことが推察できます。

　病院における主治医は、必ずしも外来のかかりつけ医ではありません。ただ、いったん、主治医を引き受けたらその患者のケアはヒャクパー主治医が意思決定し、そして決断し、そして責任をとる、となります。これが、ぼくが教わった「主治医観」です。

　「主治医観」をしっかり持った主治医は、入院患者のケアについていつでもどこでも責任を持って対応しなければなりません。夜中や休日でも病棟からの呼び出しには対応しなければなりませんし、患者や家族からの問い合わせにも答えなければなりません。気持ちの休まる時間はまったくないのです。

　入院患者のケアだけではありません。ぼくが知る多くの開業医が、同様

に強い「主治医観」を持って、1日24時間、1年365日、患者の問い合わせや急な症状などに対応しています。それこそ気の休まるときは全くありませんし、携帯の電波が届かないところにもいけません。お酒も飲めず、睡眠時間は削られ、家族の負担も相当に大きくなります。

ぼく自身、かつてはこのような「主治医観」を美しいものだと思っていました。主治医たるもの、患者の健康と安全には100％の責任をとらねばならない。いつだってどこでだって、自分の患者のピンチのときには駆けつける。そういう態度を保とうと思っていました。

すぐに無理だと気づきました。

まずは、出張。新型コロナで激減しましたが、出張しているときには主治医のぼくはほとんど対応できません。患者さんからのメールがあっても「容態が悪ければ、救急外来に行ってください」みたいな対応になりがちです。海外出張ともなればなおさらです。最近は飛行機内でもネットが通じるようになりましたが、ちょっと前までは機内ではネットが通じませんでした。長いフライト時間内ではぼくはまったく患者の問い合わせに対応できません。

ぼくだけではありません。強固な「主治医観」論を主張する人でも、出張のときには全く対応できていないのがわかります。これまで、学会発表やシンポジウムのときに「自分の患者が困っているので、申し訳ないけど中座します」と席を立つ人を見たことがありません。自治体や国の会議、教授会とかでもそうですね。まあ、電話がかかってきて電話対応くらいはするかもしれませんが（ぼくもします）。

感染症内科は他科からのコンサルトが多く、病院内での仕事はほとんど「主治医」ではなく、「コンサルタント」としての仕事です。感染症を合併していそうな患者の相談などを受ける時、「この患者さんではこういう検査を提案します」とか「この治療ではいかがでしょう」と回答するのですが、そのとき「主治医がいないので対応できません」と言われることが多々あります。本当に多いです。

主治医、なにしてるの？　と思いきや、「今、外勤（外の病院でバイト）です」とか「今週は学会でいません」とか、そういう回答が病棟当番の研修医から返ってきます。でも、感染症の急ぎの対応だから、帰ってくるま

で待っているわけにはいきません。では、連絡してください、と言うと「そ
れはちょっと……」といかにも嫌そうな返事。外出先に連絡したりすると、
主治医がすごく嫌な顔をするんですって。

　もちろん、今日、どの医者だって携帯電話くらいは持っています。外勤
先の病院であろうが、出張先であろうが、患者の急変に対応するために意
思決定が必要ならば、電話をして確認すればいいだけの話です。ぼくだっ
たら、ぜひ電話で確認してほしいです。自分の患者、心配ですから。

　ところが、主治医に電話、を嫌がる当番医はとても多い。じゃ、その当
番医が責任をとって意思決定してくれるかというと、それはしてくれない。
「ぼくは主治医じゃないので」と言われます。

　なんだ、つまるところ、「主治医観」とか偉そうなことをいっても、それ
は恣意的に都合良く使われてる言葉に過ぎず、患者のケアの質に寄与して
ないじゃないか。この手の事例があまりに多いことに気づいたぼくは、「主
治医観」といういかにも正しい概念っぽい言葉の欺瞞に気づいたのでした。
最近だと、新型コロナが流行して発熱のある患者をかかりつけ医が診てく
れない事例が多発しています。そういうときに診てくれなくて、何が主治
医なの？

　百歩譲って、外のバイト先が目が回るくらい忙しいバイト先で、1分1秒
の電話の対応時間もない、という医者がいたとしましょう。しかし、その
ようなバイトをしながら病棟の患者の「主治医」もやる、と決めた以上、そ
の労働形態のリスクについてはちゃんと理解しておくべきです。病棟の患
者が急変した時、意思決定できる人が誰ひとりいない、では困ります。「い
ざとなったら、俺は忙しすぎて電話に出れないかもしれない。そのときは、
お前が意思決定しろ。俺が責任をとる」。これが本当の「主治医観」ではな
いでしょうか。

　いや、多くの場合、大学病院の勤務医のバイト先は、わりと緩やかで自
由時間もあったりします（例外は多々あるでしょうが）。それでも電話され
たくないのは、せっかく院外にいるのだから、病棟のことで俺様の邪魔を
しないでくれ、という俺様心だったりするわけです。だったら、病棟当番
に意思決定を任せるかといえば、それはしない。「何かあったら誰が責任を
とるんだ」というわけで、責任をとる度量はない。けれども、いちいち煩

わしいことに巻き込まれたくない、わけで、これじゃ「主治医観」の理念が泣いているわけです。

　もちろん、こんな「なんちゃって」な主治医観の持ち主ばかりではありません。いつでもどこでも、誠実に患者対応をする模範的な主治医だってたくさんいます。日本にはとくに多いと思っています。

　それとて、問題がないわけではありません。

　一つには、その主治医の生活の質（QOL）が下がってしまいます。まあ、「QOLくらいなんだ。患者のために私生活を犠牲にできなくて、なにが主治医だ」という覚悟をお持ちの方も多いとも思います。しかし、その一方で、そういうしわ寄せは家族に向かっていく事実にも自覚的でなければいけません。結局、患者ケアに費やされる膨大なエネルギーと時間は、家事や育児などを全部パートナーにお任せ、な構造でしかなしえなかったりするからです。

　それに、いくら本人はそれでよいと思っていても、QOLがだだ下がりした主治医は、医師としても十分に機能できない可能性があります。一つは睡眠不足。これが判断力の低下やミスを惹起しかねません。あとはコミュニケーションの問題。患者に全身全霊打ち込む主治医は、それだけ患者のために頑張っているんだ、という強い自負を持ちがちです。それはまあ、いいのですが、ときにそれが周囲の医療者に対して狭量になってしまいがちな空気を作ってしまいます。看護師など、他の医療者が「〇〇さんにはこうしたほうがいいのでは」と提案しても、「何を言うか。おれが主治医なんだ。文句あるか」となってしまうのです。もちろん、主治医だから必ずしも正しい判断ができるという保証はありません。他の医療者の意見に耳を傾けなくなると、診療の判断そのものを間違えかねません。

　前述のように、ぼくら感染症医は主治医というよりも、コンサルタントとして機能することが多いです。内科系でも外科系でも、感染症のプロが参加したら、感染症の診断、治療、予防に専門性が生じるので、自分の患者のアウトカムが改善する可能性は当然高まります。なので、長くぼくらのサービスを利用してくださっている主治医の先生方は「熱が出たので、感染症内科、診てください」とすぐに呼んでくださいます。

　が、大学病院は人の入れ替わりが激しいので、着任直後で、まだ我々の

存在を認知していない医師も多いです。感染症内科が「この広域抗菌薬だと薬剤耐性菌や合併症の懸念があるので、もう少し狭い抗菌薬をご提案します」と申し上げると、気色ばんで「お前たちは主治医じゃないから、そういう無責任なことを言うんだ。何かあったら、誰が責任をとるんだ。ここはメ〇ペンじゃなきゃだめだ」とお叱りを受けることもあります。

　もちろん、コンサルタントであろうと、患者のアウトカムには責任を取ります。プロですから。ですが、このような「主治医観」が強く出すぎてしまう医師にありがちなのが、「主治医こそが患者の責任をとる。他の医療者は所詮、患者については無責任なものだ」という観念です。だから、自分以外の医療者の意見に耳を傾けることができない。

　しかし、すべての領域においてトップクラスの知識や経験、技術を持つことはどんな天才医師であってもできないことです。ぼくたちも、ゴッドハンドと呼ばれる天才外科医や、その領域では知らない人はいない、超有名な専門医たちとお仕事をさせていただいています。が、そういう「天才」と呼ばれる医師たちでも、感染防御や診断、治療については研修医レベルの知識もない、ほとんど素人だったりすることは珍しくありません。まあ、その領域を極めた医師であれば、他の領域に注力する余裕がないのはむしろ当然とも言えるわけでして。

　でも、このような歪んだ形の「主治医観」を形成してきたのは、主治医のせいばかりとは言えません。むしろ、コンサルタントのほうにも反省すべき点は多いとぼくは思います。

　米国のコンサルタントに比べ、日本のコンサルタントはとてもやっつけ仕事が多くてびっくりします。場合によっては患者すら診ないコンサルタントも多いです。CT の画像だけ見て、「これは間質性肺炎だと思いますけど、念の為メ〇ペンも投与しといたらどうですか」みたいな、テキトーなコメントを残すコンサルタントのなんと多いことか。なるほど、こんな雑なコンサルタント業務を目にしていたら、「やっぱり信用できるのは主治医だけ。所詮、コンサルタントは、自分の患者以外はちゃんと診てくれない」と言われても仕方ありません。

　そう、これって同じ問題の裏表の関係にあるのです。

　主治医は、全身全霊をかけて自分の患者のケアに邁進します。そのこと

88

が皮肉にも、他科から受けた相談に対して、冷淡にさせるのです。「あの患者は俺が主治医じゃないからな」と手を抜き、やっつけ仕事をするのです。自分が主治医を担当している患者のようにきちんと診ないのです。それを受けて、相手方の主治医は「やっぱりコンサルタントはちゃんと患者診てくれないな。最後は主治医の自分がしっかり責任をとらなきゃな」とコンサルタントを軽蔑するようになります。こうして、脳内の観念的な「主治医観」はますます膨張していくのです。

　繰り返しますが、患者のアウトカムに責任を持つ「主治医観」は美しい理念です。が、ここまで説明してきたとおり、その主治医観という観念が美しいがゆえに、ピットフォールも多々あります。ここが悩ましいところです。

　なので、極論を申し上げます。ぼくは「主治医観」というものはもはや、消失しなければならない概念だと思っています。「消失」という言葉が厳しいのであれば、「昇華」すべき概念だと言うべきでしょうか。

　それこそが、「チーム医療」です。チーム医療は個人プレーの「主治医観」よりも上位の概念として、「チームで患者のアウトカムに責任をとるプロフェッショナリズム」という構造を持ちます。

　この場合、チームの構成員が主治医か、主治医でないかは関係ありません。すべてのチームの構成員が患者のアウトカムに十分に責任を持っています。もちろん、ケアのリーダーは主治医であり、チームを統括したり、調整したりする機能を持っています。が、主治医とそれ以外の医療者には上下関係や、責任の多寡はありません。主治医に意見があれば他の構成員は意見を言ってもよいですし、言うべきです。

　コンサルタントが当該患者のケアに参与する場合は、手抜きは許されません。全力で自分の専門性を活用して患者のアウトカムに寄与しなければなりません。「自分は主治医じゃないから、適当なコメントでいいや」とか「あの主治医はメ〇ペンが大好きだから、そこは忖度して主治医の気分がよくなるようなコメントでお茶を濁してやろう」といった、非プロフェッショナルな態度をとってはいけません。

　もちろん、コンサルタントが「責任を持って仕事をする」というのは、チームの「ブラック企業化」を意味しているわけではありません。コンサ

ルタントは患者のアウトカムに寄与すべきですが、逆に言えば、患者のアウトカムと関係ないところにまでエネルギーを消耗すべきではありません。

　例えば、ぼくらがある患者について相談を受け、診断をつけ、治療はこういう薬を〇週間、と推奨したとします。患者は容態が改善しており、あとは治療を完遂するだけです。この場合、ぼくらは「では、なにかご不明な点があったり、患者の容態に予期せぬ変化があった場合はまた呼んでください」とフォローを終了します。

　ここで、ときどき絡んでくる主治医がいて、「感染症内科は治療に参加したんだから、感染症の治療が終了するまで毎日患者を診に来るべきだ」とおっしゃる方がおいでです。もちろん、人員に十分な余力があり、サポートしている患者数が少ない場合はそれも一つのやり方でしょう。しかし、現実には診なければいけない患者数は多く、人員には余裕がありません。患者のアウトカムを十分に予見できるまでサポートしたら、あとは不測の事態に備えることで十分に生産的な仕事はできていると思います。実際、その後、別の感染症を起こして再度、ご相談を受けることもしばしばです。

　もちろん、相談を受けた場合、患者が改善していることを確認したりするのは当然です。が、最後まで主治医と伴走してついていくのは生産的とは言えません。もちろん、主治医が当該感染症の知識や経験が不足していてとても不安なときなどは、しばらく「伴走」して、院内肺炎や尿路感染の治療の自然歴を確認してもらったりすることもあります。が、なんでもかんでも最後まで「伴走」していれば、それは一種の「幼稚園児のサッカー」になってしまいます。ヒューマンリソースの無駄遣いですね。

　そもそも、その主治医だって、患者が退院した後は、自分の外来でフォローしないこともしばしばあるのです。そのときは外来担当の開業医にケアをバトンタッチするのです。これこそがチーム医療であり、チームとして有機的にケアが継続されていれば、「一人の人物」がずっと継続して患者をケアし続ける必要はありません。

　「ケアの継続性」はとても重要なコンセプトで、特にプライマリ・ケアの領域においては重要視されます。実際にはプライマリ・ケア以外の領域でも重要な概念だとぼくは思います。しかし、「継続性」とは一人の人物（主治医）が継続してその患者をケアしていくこととは限りません。というか、

そんなこと、誰にも保証できないじゃないですか。主治医にも引っ越しや転勤もあるかもしれないし、その医療機関をクビになる可能性だってありますし、病気になったり死んだりすることもあります。ある人物の属人性に依存した「継続性」は脆弱ですし、時代遅れでもあります。「継続性」もチームによって確保されねばならないのです。

「僻地医療」においても、人材確保は重要です。よって、週末や休日は他の医師がカバーに行ったり、学会参加などの勉強の機会が確保されていなければなりません。死ぬまでその地にいなければならない、は多くの医師にとっては重圧ですし、家族を持っていたり、進学を控えた子供を持つ若手医師にとっては特に重圧です。このような属人的な「継続性」を強制したら、結局の所、断念、立ち去りという現象が一定の頻度で起きますし、それでは「継続性」そのものが破綻します。

だから、「継続性」は属人的な「主治医観」ではなく、システムによって保証されねばならないのです。在宅診療などもグループ化されてきています。属人的な頑張りは美しいですが、それを根拠に「継続性」を担保するのは危険です。

「主治医観」は要らないと言いましたが、プロフェッショナリズムは絶対に必要です。主治医であろうとなかろうと、患者のアウトカムには責任を持たねばなりません。主治医であっても他の医療者にぞんざいな口のきき方をしてはいけませんし、コンサルタントを卑下してもいけません。そういうのも含めて「プロフェッショナリズム」です。

繰り返します。主治医はチーム医療のリーダーであり、一構成員です。それ以上でもそれ以下でもありません。なのに、他の職種も「主治医だったらなんとかしろ」と主治医に過度な、スーパーヒーローとしての役割を要求します。主治医だったら患者についてのすべての問題を解決せねばならないのです。

あるとき、うちの科で担当していた患者が病棟で暴れだしたことがありました。そのトラブルについてぼくはあとになって報告を受けたのですが、そのとき病棟の看護師長から苦言を呈されました。

「先生の科のA先生、主治医のくせに、患者が暴れていても、全然止めてくれなかったんですよ」

　ぼくは反論しました。

　「それは違います。主治医……いや、そもそも医師は暴力に対抗する能力なんて持っていません。暴力をふるう患者がいたら、医療者は普通に逃げるべきです。そういうときのために警備員がいるんでしょう」

　「岩田先生は理屈っぽいからそういうことをおっしゃいますが、普通、主治医だったら暴れる患者を抑えたりするでしょう」

　「ご指摘のようにぼくは理屈っぽいですし、加えて日本の医療現場の“普通”をよく理解していなかったりしますが、“普通”がなんであれ、とにかく医師は護身術だの、それ以外の格闘技だのの能力を持っていません。暴れる患者に立ち向かっていって、抑えつける能力は担保されていませんし、それは職能でも職責でもありません。暴力に対抗すべきは、暴力に対抗する職能と職責が与えられている、警備員です」

　もっとも、日本は平和な国です。警備員が屈強で、フィジカルなトラブルに対応できるとは限りません。ぼくがかつて勤務していた日本の病院の警備員はトボトボと腰を曲げて歩いている高齢者で、トラブルがあってもまっさきに逃げ出してしまうような人でした。これが米国だとすごいです。病院の警備員も筋肉ムキムキで、手錠も拳銃も持っている、まさに「ガードマン」なのです。

　とはいえ、いずれにしても主治医に「暴力」の対応をさせることは理不尽です。看護師や薬剤師など、他の医療者についても同様で、患者や家族が暴れたら、逃げて、自らの安全を確保して、警備か警察を呼ぶべきです。可能であれば他の患者の安全も確保すべく逃がすべきですが。

　ちなみにですが、米国の病院の警備員は本当に屈強です。ぼくは一度、警備員が患者を持ち上げて、病院の門から放り出すのをみたことがあります。この患者は医療保険もお金もない患者さんで、診療を拒否されたのにもかかわらず、病院でのケアを執拗に要求したのでした。米国は基本的に契約社会でして、病院と患者の関係も契約関係です。診療費の支払い能力もなく、医療保険もない患者について、病院は患者へのケアを提供する責任を持ちません。それを強要する「理不尽な」患者については、警備員に放り出されても仕方がない、という理屈です。たとえ支払い能力がないとわかっている患者であっても、それでも医療が提供される日本の医療機関

とは全然、考え方が違うのです。そっちのほうがよいとは少しも思っていませんが。

　いずれにしても、主治医観とは、主治医自身の責任感と、周囲の過度な期待があいまって作り出した、一つのモデルです。それは昭和な労働体系では、そこそこうまく機能していました。しかし、医学が進歩し、一人の医療者がすべての医療面で高い質を担保できなくなった令和の現在、主治医に全部押しつける属人的なモデルは明らかに時代遅れです。主治医は幻想的な主治医観の重圧から開放されるべきですし、周りもそれを要求してはいけないのです。これこそが、「働き方改革」のひとつの形です。

──飲み会はしない　時間の無駄

　新型コロナの時代になって、飲み会が激減した、と思っている人も多いのではないでしょうか。特に職場での公的な宴会は激減しましたし、医療機関においては特にそうでしょう。

　せっかくですので、これを機会に職場での宴会は原則全廃にしたら良いと思います。

　忘年会、新年会、歓迎会、送別会。たくさんの宴会が職場で行われてきました。うちでも忘年会と、我が家でのホームパーティはやっていました。が、2020年以降、こうした宴席は全部なくなってしまいました。

　しかし、宴席がなくなったのは良いことだった、と現在では肯定的に受け止めています。まあ、今でもホームパーティと歓迎会、送別会は必要なんじゃないか、という意見があって、そこは絶対的なものではないのですが。なんでうちのホームパーティが人気かというと、我々夫婦が腕によりをかけて料理を作るのと、日本ソムリエ協会認定のワインエキスパート・エクセレンスであるわたくしが、ワインセラーから結構、よいワインを気前よく出してくるからです（笑）。あと、パートナーや子どもたちも参加OKにしているので、ワイワイと楽しいパーティになりがちです。

　ぼくは食事を楽しむことそのものは否定しませんが、仕事がらみの食事、宴席はあまり楽しくないので好きではありません。宴会も幹事は飲めず、

会費の徴集や司会進行など多忙で可哀そうです。参加している若手医師は、我々高齢医師をヨイショせねばならず、一種の接待と化している側面も否めません。

　友人や家族と気兼ねなく楽しむ飲み食いならいいのです。でも、宴席にまで仕事の話を持ち込むのは好きではないし、職場絡みの飲み会は、概ね仕事しか話題になりません。前述のように、若手はあれやこれや気を遣わなければいけないことも多くて、「楽しい」宴会じゃないこともしばしばです。

　あと、こういう宴席で重要な物事を決める文化は男性中心文化の強化につながっているとよく指摘されています。喫煙所、ゴルフ場、夜の宴席には女性が参加できないことも多いです。オールド・ボーイズ・ネットワーク（OBN）といいます。こういうところで重要な意思決定をすれば、女性は組織での活躍が阻まれてしまいます。ほら、漫画の『島耕作』シリーズで、高齢の重鎮たちがゴルフやりながら、大事な仕事の話をしてるじゃないですか。あれです（笑）。

たばこ部屋やゴルフでの意思決定　女性活躍阻む「閉鎖的人脈」、男性向き合う（NIKKEI STYLE）［Internet］．Yahoo! ニュース．[cited 2022 Jul 20]．Available from: https://news.yahoo.co.jp/articles/eb92bfe5c31ed6fecd1b77ee3f5be33fcb8689d5

　いろんな意味で、職場の宴会は生産性が低く、時間の無駄でもあり、意思決定プロセスの不公正の原因になります。全廃しろとは言いませんが、このような宴会文化とはそろそろおさらばしたほうが多くの人にとって職場の居心地は良くなると思います。

患者中心の医療という、美しいピットフォール──

　「主治医観」の話をしたので、せっかくなので「患者中心の医療」についても申し上げておきましょう。以下、連載されている「YomiDr」からの改変です。

　患者中心の医療（Patient-centered care）という言葉を最初に使ったの

は 1950 年代の米国の心理学者、カール・ロジャースだそうです。治療者と患者の関係性を構築することを指していました。その後、1970 年代にやはり米国の精神科医、ジョージ・エンゲルが健康の生物心理社会モデルという概念を提唱し、伝統的なパターナリスティックな医療モデルに対抗しようとしました。2000 年になり、英国の NHS は患者中心の医療を NHS の 10 あるコアな原則の一つに掲げ、「個々の患者、家族やケア提供者のニーズや好みに合わせてサービスを提供する」と述べました。

Latimer T, Roscamp J, Papanikitas A. Patient-centredness and consumerism in healthcare: an ideological mess. J R Soc Med. 2017 Nov; 110 (11): 425-7.

　患者中心の医療には明確な定義とか、概念のコンセンサスがありません。これまでにもたくさんの研究者が「患者中心の医療」が何をもたらすのかを調べてきましたが、その定義は研究者によってバラバラです。

Park M, Giap TTT, Lee M, Jeong H, Jeong M, Go Y. Patient- and family-centered care interventions for improving the quality of health care: A review of systematic reviews. International Journal of Nursing Studies. 2018 Nov 1; 87: 69-83.

　そんななか、2017 年に New England Journal of Medicine が「患者中心の医療とはなにか」という論文を掲載しました。もちろん、これが決定版で、患者中心の医療の必要十分条件を満たしている、とは必ずしも言い難いのですが、一般に言われる「患者中心の医療」をなかなか上手に説明しているとは思います。

1. 患者中心のゴールに合わせて、医療のミッションやビジョンが形成される。
2. ケアは協力的、協調的に行われ、アクセスはよく、正しいケアが正しいタイミングと場所で提供される。
3. 身体的、そして感情的な面にもフォーカスする。
4. 患者と家族の好み、価値、文化伝統、社会経済的状況が尊重される。
5. 患者や家族はケアのチームの一員となり、意思決定に参加する。
6. 患者家族が同席しているのが望ましい。

7. 情報はいつでも完全に共有され、患者や家族が十分情報を得た上で意思決定をする。

と、これはぼくが意訳したものですが、概ね、原文の意図を伝えているとは思います。

What Is Patient-Centered Care? NEJM Catalyst [Internet]. 2017 Jan 1 [cited 2022 Jun 29]; Available from: https://catalyst.nejm.org/doi/full/10.1056/CAT.17.0559

で、この論文ではいくつかの実例を紹介しています。例えば1日24時間、いつでもオンラインで患者の検査結果や医師のカルテ記載などをチェックできるだとか、入院時は時間制限なく患者をお見舞いできるといったことが述べられています。

このようなコンセプトは、医療は「病気を見ていて患者を見ていない」とか、「パターナリスティックに過ぎてて権威主義的だ」とか、「意思決定に患者の価値や好みが反映されていない」といった従来からの医療に対する批判に応えたい、という側面があると思います。そして、そのような動機はとても正しく、健全だとぼくは思います。しかし。個人的にはこのような「患者中心の医療」というコンセプトにはいくつかの危うさも潜んでいるように思います。その理念が善意に基づく、非常に「正しい」ように見えるものであるがゆえに、その危うさも強いのです。「地獄への道は善意で舗装されている」とはよく言ったものです。

New England Journal of Medicine が出版されている米国と違い、もともと戦後日本の医療は非常にアクセスが良く、また比較的安価なものです。これは国民皆保険制度がもたらした恩恵です。日本人は世界最高の長寿を誇っています。女性の平均余命は88.09歳、男性のそれは81.91歳と、いずれも世界トップレベルです（女性は世界2位、男性は世界7位。https://www.worldometers.info/demographics/life-expectancy/）。もちろん、日本という国で得られる長寿は医療制度だけがもたらしたものとは思いません。食生活など、国民の生活習慣や治安の良さなど、たくさんの要因が重なり合って、長寿国という結果をもたらしたのでしょう。しかし、日本が世界に誇る国民皆保険制度が日本に住む人たちの健康に寄与してきたこと

には疑いの余地はないと思います。

　しかし、そのような恵まれた医療制度には弊害もあります。いつでも病院に行けば診療を受けることができる手軽さは、医療従事者の疲弊を生んできました。

　従来、入院患者家族への説明は「いつでも」受けることができました。患者や家族の都合を優先するため（患者中心の医療だから）、夜中や週末の休息中に主治医が病院に呼び出され、説明を求められることも珍しくありませんでした。しかし、これでは医療従事者は疲弊してしまいます。そこで、多くの病院は病状説明を勤務時間内に限定し、「いつでもどこでも十分な説明」を受ける、という NEJM が掲げた「患者中心の医療」をあえて否定しました。

病棟から呼び出しはなし、時間外激減させた 10 の取り組みとは？［Internet］. 医療維新｜ m3.com.[cited 2022 Jun 29]. Available from: https://www.m3.com/news/open/iryoishin/969945

　かつて、日本はハイテク先進国と呼ばれてきましたが、2023 年の現在、かつての姿は見る影もなく、旧態然としたローテクのシステムが多くの職場に残っています。医療現場も例外ではありません。したがって、医療や公衆衛生領域でも DX は必須であり、患者や家族が自分たちの健康データにスマホとかでアクセスできるテクノロジーの導入は必須です。しかし、NEJM の「患者中心の医療」が提唱するように、「いつでも、どこでも」患者家族にネットで情報提供や説明を行うには当然マンパワーが必要になります。そのような人的リソースをどこから捻出すればよいのでしょうか。米国では非常に高額な医療費がそのコストの源泉になっています。住民一人あたりの医療費は、米国はダントツの一位であり、日本のそれの倍以上です。

How does health spending in the U. S. compare to other countries? ［Internet］. Peterson-KFF Health System Tracker.[cited 2022 Jun 29]. Available from: https://www.healthsystemtracker.org/chart-collection/health-spending-u-s-compare-countries-2/

　しかも、米国では現在も 2,800 万人の住民が医療保険を持っていません。

アメリカ	$11,945
スイス	$7,138
ドイツ	$6,731
オランダ	$6,299
オーストリア	$5,899
スウェーデン	$5,754
比較した他国の平均	$5,736
フランス	$5,564
ベルギー	$5,458
カナダ	$5,370
イギリス	$5,268
オーストラリア	$4,919
日本	$4,691

図17 住民一人あたりの医療費は米国が突出している（単位ドル換算）

Bureau UC. Health Insurance Coverage in the United States: 2020 [Internet]. Census.gov.[cited 2022 Jun 29]. Available from: https://www.census.gov/library/publications/2021/demo/p60-274.html

　このような格差を許容する形で、手厚い「患者中心の医療」を提供するコストを捻出するのは、一種の矛盾ではないでしょうか。裕福な人だけが手厚い「患者中心の医療」の恩恵を受けることで、貧しい人々や未来の人たちが医療へのアクセスそのものまで阻害されてしまったら本末転倒です。最近流行りのSDGsという言葉を使ってなぞらえるならば、医療だって持続可能でなければならないのではないでしょうか。

　日本のアクセスの良い、安価な医療は、人手の足りない医療現場で医療従事者が長時間の劣悪な労働環境に耐えるという形で維持されてきました。そのような職場環境だから「女に医療は無理だ」という意見（暴論）が起き、大学医学部の入試不正が起きてしまいました。また、劣悪な労働環境で働かされる男性医師のパートナーには家事、育児が押しつけられてワンオペ状態になります。そのパートナー・多くは女性、が医療従事者だったりすると、その方の仕事や夢の追求をギブアップしなければなりません。日本の医療現場はアクセスがよくて安価なのでたくさんの患者が外来に押し寄せます。1年あたりの患者受診回数は12回以上と、韓国についでOECD加盟国第2位です（https://data.oecd.org/healthcare/doc

98

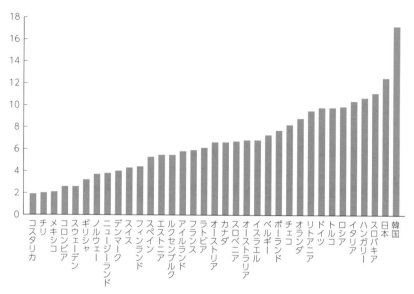

図18　1年あたりの患者受診回数（OECD. Doctor's consultations）

tors-consultations.htm）。外来患者数が多いので、待ち時間は長くなりま
すし、一回受診あたりの説明時間も短くなります。これでは患者・家族に
十分な情報提供をしたり、意思決定をともに行うことなどできっこありま
せん。

　その結果、日本では患者さんが自分が飲んでいる薬の名前すら覚えてい
ないという、患者中心でもなんでもない医療になってしまっているのです。
　「患者中心の医療」は美しい理念です。しかし、そのような「患者中心」
を達成しようとすると、中心から外されてしまった医療システムや医療従
事者に歪みが起き、結局は回り回って患者ケアの質を落としてしまうので
す。これがまさに日本で起きていることなのです。別の側面から考えてみ
ましょう。ぼくは日本FP協会認定のファイナンシャル・プランナー（FP
2級）でもあります。FPは相談者の夢や目標を達成するために、ライフス
タイルや価値観、経済環境を踏まえながら、家族状況、収入と支出の内容、
資産、負債、保険など、あらゆるデータを集めて、現状を分析し、さまざ
まなアドバイスを行う資格です。

ファイナンシャル・プランナー（FP）とは｜日本 FP 協会 [Internet]．[cited 2022
Jun 29]．Available from: https://www.jafp.or.jp/aim/fptoha/fp/

　まさに、相談者中心のプラクティス、といえましょう。

　ここで間違えてはならないのは、FP は相談者の資産を増やすこと「そ
のもの」が目的ではない、ということです。

　相談者には様々な夢や目標があります。そのなかにはもちろん、お金持
ちになりたい人もいるでしょう。しかし、金持ちになりたいというのは夢
の一つでしかありません。子供がたくさん欲しいとか、世界一周旅行に行
きたいとか、フェラーリに乗りたいとか、海賊王に俺はなる！　とか（笑）。
夢や目標は多種多様なのです。

　FP は夢や目標を現実化させるための最適解を模索し、プロフェッショ
ナルなアドバイスをします。しかし、相談者の夢や目標そのものを否定す
ることはありません。「フェラーリなんてくだらないですよ。車なんて、走
ればいいんですよ」なんてアドバイスはご法度です。

　翻って、医療従事者は本当に患者の価値を最大級、尊重しているでしょ
うか。患者が健康によくない習慣を持っているとき、それを否定し、修正
にかかるのが医療者の習いなのではないでしょうか。FP であれば、
「キューバに行って、本場の高級葉巻を楽しんでみたい」という相談者があ
れば、「ではそのために必要な予算と、現状の貯蓄からプラニングしましょ
う」と言うでしょう。しかし、医療者であれば、十中八九、「タバコは健康
に良くないですから、止めたほうがいいですよ」というのではないでしょ
うか。

　つまり、医療者の言う「患者中心の医療」とは、実際には単なるスロー
ガンで、本当は「健康中心の医療」なのです。患者の夢や価値観よりも、健
康を上位においているのです。もちろん、多くの患者にとって健康は望む
ところであり、大切な価値でしょう。しかし、同時に多くの人にとって、健
康は最高の価値とはいえません。健康以上に大事なものを持っている人は
たくさんいます。世界チャンピオンになりたいボクサーとか、最高峰を極
めたい登山家などは、そのほんの一例でしょう。

　まとめます。「患者中心の医療」は美しい理念ですが、その追求する先は、
患者以外のいろいろを犠牲にしてなりたつ医療です。それは、長い目で見

ると、結局は患者自身にとっても損になります。また、現実の医療界は「患者中心の医療」ではなく「健康中心の医療」が提供されています。前者は、耳に響きの良いスローガンに過ぎません。

　患者や家族の真の夢や目標に寄り添い、そのサポートをするためには医療者は「健康中心」な世界観から自由にならなければなりません。しかし、多くの医療者は、「患者中心の医療」を提唱する医療者であっても、その覚悟はまだできていないようにぼくは思うのです。

　患者中心の医療は美しい理念ですが、これは医療者やその家族の QOL を犠牲にしかねません。また、前述の「主治医観」といった美的な言葉のために、かえって診療の質を下げかねないリスクもはらんでいます。

　さて、うちの科で感染症を勉強していたある医師が、感染症ではなく総合診療をやりたいと言ってきました。自分は感染症のような専門領域ではなく、総合診療のような「患者中心の医療」をやりたい、のだとか。

　感染症の勉強をする人には「感染症のプロにはならなくてよい」と申し上げています。実際、大多数の医者は感染症のプロにはなりませんし。それでも感染症と無縁で医療界にいることはほぼほぼ不可能なので、感染症の勉強はきっと役に立つのです。ぼくらが感染症を教えるのは仲間を増やすリクルート活動ではなく、もう少し大きなミッションです。感染症の道に「進まない」からこそ一所懸命教えるのです。その人が腰を据えて感染症を勉強するのはこれが生涯最後かもしれないのですから。

　これもあちこちで言っていることですが、個人的な意見を申し上げると、プライマリ・ケアの領域は家で言えばダイニングルームです。脳外科や心臓外科のような花形は玄関や客間でしょうか。我々感染症領域は「便所」です。日々扱っているのも、患者の喀痰とか尿とか、下痢便とか、汚物ばかりです。ただし、便所が汚かったり壊れてたり、あるいは存在しなかったら、生活の質はだだ下がりですけどね。

　「患者が中心」な医療は医療者がチームとなってそれぞれの役割を適切にこなしてこそ可能になります。検査技師や看護師や薬剤師が、あるいは医事課やごみ処理担当者がそれぞれの職責を果たせなければ「患者中心」の医療は遂行できません。

　ぼくも若い頃は勘違いしていました。「何でもできる医者」になりたかっ

たのです。いや、ぼくだけではありません。「何でもできる医者」になりたがる人は多いです。しかし、実際には「何でもしている」医者はこの世にはいません。医療は沢山の人たちのチームプレーに支えられているのです。プレイヤーの中には患者の顔を見ることもなく職責を果たす人も多いのです。診断放射線科医や病理医がその一例です。彼らのサポートなしに「患者中心の医療」は存在し得ないのです。患者と対面で、直接ケアに従事したいという願望を僕は否定しません。というか、僕自身そういう欲はあります。つまりは「主治医観」です。

　けれども、それは「患者中心の医療」とはなんの関係もない話です。「患者中心の医療」がやりたいから総合診療をやりたいというのは単なる自分のエゴの発動、「自分中心の医療」以外の何者でもないのではないでしょうか。看護師などのコメディカルたちも時間で区切ってローテートしていますが、それで看護の質が落ちた、という話は聞いたことがありません。もし、交代制が原因で看護の質が落ちるのならば、それこそ「主治看護師」制度を作らねば質の担保はできないでしょう。

　主役か脇役かで言えば感染症屋は明らかに脇役です。ぼくらはほとんどの場合コンサルタントであり、主治医ですらないのですから。でも、それはよいのです。我々が希望するのは「良い芝居」なのであり、「俺が主役であること」ではないのですから。

労働時間が減っても、給与は下がらないか──

　これは、よくきかれる問題です。

　医療が他のビジネス同様、アウトプットから収益を決めるのであれば、効率的な労働でアウトプットを維持している限り、ひとりひとりの医師の収入は変わらない、という計算は成り立つでしょう。

　ただし、残業代泥棒は別です。これまで、長くて非効率な残業を繰り返し、残業代をせしめてきた「残業代泥棒」は効率的な労働によって、収入が激減します。このことは覚悟せねばなりません。もっとも、医師の働き方改革により、このような残業代泥棒は好むと好まざるとにかかわらず、

減っていくでしょうが。

　日本社会も副業を積極的に許容していく社会になっていくでしょう。も
ともと、医師はバイトだの執筆だの講演だの、副業が多い職種なので、こ
うした副収入も大事な収入、という考え方は受け入れやすいものでしょう。
しかし、これも前述の「働き方改革」によれば、副業中の労働時間もまた、
総労働時間に換算されるので、労働基準法違反になるような長時間の副業
は認められなくなります。

　これまでパートナーに家事、育児を丸投げしていた医師にとっては、「働
き方改革」はある程度、朗報かもしれません。パートナーがより労働にコ
ミットできるようになれば、世帯全体の所得は増えるからです。

　しかし、もう一捻り考えて見る必要もあります。そもそも、収入だけが
人生の目的ではないからです。働き方改革によって得られた時間を、大切
な家族とのひとときに使う、一種のプライスレスな時間の獲得利益の方を
より重く捉えたほうがよいのかもしれません。

　時間はリソースであるとともに、アセット（資産）でもあります。労働
時間の削減により、医師の収入は減ってしまうかもしれませんが、その代
わりに貴重な家族たちとの時間を得ることができれば、人生の価値として
はとんとんなのかもしれません。

　働き方改革は、そういう「価値」の問い直しという意味でもあるのです。

──有効なジャーナルクラブとは

　ジャーナルクラブをやっている医局や診療科は多いと思います。ぼくら
もやっています。コロナのせいで、だいぶ、おさぼりしていた時期もあり
ましたが。

　ジャーナルクラブで大事なのは、準備に時間をかけないこと、議論を冗
長にしないことです。ぼくらは現在、回診前の10〜15分くらいで1論文を
やる、という方法にしています。回診「前」にやるのがポイントで、これ
で延々と議論が延長されることを牽制しています。

　議論を長々とやるのは容易ですし、多くの医師は議論が大好きなので燃

え上がるのですが、生産的とは言えません。

　研修医や若手の医師がプレゼンターになることが多いのですが、「完璧」にやろうとしすぎて前の日徹夜、ということも多かったです。しかし、「徹夜はするな。睡眠不足はいい仕事の敵だ」というポルコ・ロッソの格言通り、これは生産的な方法とは言えません。

　まず、最悪なのはパワーポイントでプレゼン資料を作らせること。これ、時間かかりすぎ。メールで配布したPDFの論文を読みながら説明すればいいので、パワポ準備はアウト。官僚がやりがちですが、我々はパワポを乱用しすぎです。

　論文は丁寧に読んでもらいますが、読んでも理解できないところは飛ばしてもかまいません。ジャーナルクラブは、完璧に準備したプレゼンターと、そのプレゼンターに挑みかかる意地悪なシニアのドクターとの対決、という図式が多いですが、これも時間の無駄。読んでもわからなければ、わかる人（指導医）にきけばいいのです。

　こうやって、構成員全体の作業時間を最小化し、皆で参加するジャーナルクラブにします。そして前述のように10～15分で終わりにする。よって、重箱の隅をつついて、鬼の首をとったように喜ぶ、的なジャーナルクラブにありがちな議論は割愛です（そんな時間ない）。

授業もアーカイブにしたらよい ──

　大学職員なので、よく授業をしますが、あの「授業」という営為もかなり無駄遣いされているように思います。

　学会発表もそうなのですが、授業って一回こっきりなんですね。参加している人は数十名。寝ている人もいますし、真面目に聞いてない人もいる。残った人たちに90分とか、しゃべりつづけるわけですが、そこでおしまい。いかにも生産性がありません。

　ちなみに、ぼくは授業で原則パワポを使いません。これは日本の理系の（理系という言葉は好きではありませんが、あえて言えば）授業では珍しいようですが、海外ではパワポを使わないのが普通、になりつつあります。

理由は簡単で、パワポを使うと学生はより「バカ」になり、講義はつまらなくなるからです。これは、ぼくがそう言ったのではなく（まじで）コペンハーゲン・ビジネス・スクールのソレンセン先生がそういっています。

Sørensen BM. Let's ban PowerPoint in lectures—it makes students more stupid and professors more boring [Internet]. The Conversation.[cited 2022 Jul 20]. Available from: http://theconversation.com/lets-ban-powerpoint-in-lectures-it-makes-students-more-stupid-and-professors-more-boring-36183

医学部は他の学部に比べると、教員一人が担当する授業数が少ないようです。やはりコンテンツリッチで、いろんな項目を勉強しなければならないからでしょう。

ぼくは微生物学、薬理学、診断学、臨床医学などいろいろなところで講義をしなければならないのですが、例えば薬理学の講義でいただくコマはたったの二コマ。これでは、抗菌薬など、感染症で用いる薬のすべてを講義するのは到底不可能です。

よって、

1. 誰にも聞きとれないくらいの猛スピードで話す。
2. 学生が自己学習できるような、「教科書の読み方」を教える。
3. 試験に出るとこだけ、かいつまんで話す。

の３択問題になります。そして、多くの教員は３を選択します。理由は簡単で、これが学生の評判が一番高いからです。ほら、「他人の評価」って案外、当てにならないのは、「評価は劣化」の源泉だったりするためなんですね。

ぼくは２を選択しています。そして、分厚い教科書をどのように読めば、自分に必要な知識、情報を得られるか。得た情報をどのように吟味し、考えるかといった「考えるコツ」を教えます。試験に授業のどこが出るのかは教えません。もちろん、学生の評判は（一部の真面目な学生以外は）芳しくありません。

医学部でもひどいところになると、パワポのハンドアウトの、「はい、ここが試験に出ますよ」と学生に教えてあげないと、その教員の評価は落ちるのだそうです。こうなると、大学教員もちょっとしたサービス業ですな。もちろん、学生にサービスしてあげてもいいのですが、これはむしろ学生

にとっては残酷なことです。その学生はそうやって端折って合格した微生物学や薬理学の知識や勉強法がすっからかんなままで医者になってしまうからです。忙しい臨床医になってから、さあ、勉強しようと思っても、なかなか腰を据えて勉強する時間は作れません。こういう座学系はやはり学生のときに勉強しておくのがもっとも効率が良いのですね。

　学生のときに基本的な「勉強法」を学んでおけば、医者になってからも短い時間で効率的に学びを続けることができます。長期的に見れば、この正攻法のほうが総勉強時間は短く、たくさん学ぶことができます。

　最悪な勉強方法は、試験前に徹夜勉強を続けて詰め込み勉強を短期的に行い、そして試験が終わるとすべて綺麗サッパリ忘れてしまうことです。これだと、勉強したレガシーは何も残りません。よって、次に学ぶときも1からやり直しです。努力によって得られるゲインが乏しいので、作業効率が悪く、下手をすると総勉強時間はむしろ長くなってしまいます。このことはすでに申し上げました。みんな、もっと長い目線で、「総合的に楽をする」工夫をしたほうが良いんだよー。

　さて、それはともかく、授業は申し上げたとおり「使い捨て」ですのでもったいないです。よって、現在は積極的に録音して、アーカイブとして使用することを目論んでいます。ちなみにぼくがいる大学では、自分の授業そのものをネット配信することは問題ないんだそうです。

　海外の有名な大学も、講義をPodcastやYouTubeで配信しています。授業料を払っていない学生がタダで講義を聞けるのはフェアじゃないだろ、という意見もありますが、そんなミミッチイことは言わない、言わない。当の授業料を払っている正規の学生が、授業をサボったり、居眠りしていて、授業を聞く権利を放棄したりしているわけで、やはり大事なのは資源の有効活用なのです。金を払ってる不真面目な学生よりも、無料の授業を真面目に聞いてくれる人のほうが、ぼくとしてはありがたい存在です。前述のように、ぼくの授業は、手っ取り早く試験に合格したい人にとっては鬱陶しい存在かもしれませんが、真面目に勉強した人にとっては、有効なリソースですし。

──Podcast の活用

そこで Podcast の活用です。

日本ではソーシャルメディアで動画というと、YouTube、Instagram、TikTok などが人気なようですね。しかし、海外では Podcast がとても人気で、活用されています。

まあ、講義のようなお勉強コンテンツの場合は Instagram や TikTok はあまり便利じゃありませんね。YouTube はよいのですが、コンテンツの質が玉石混交です。まあ、新型コロナ関連のコンテンツとか検索すると、「石」のほうがはるかに多かったりします。特に、YouTube の場合は視聴したコンテンツから次々とおすすめコンテンツが右側に出てくるのですが、これが怪しいものばかり。動画を見ればみるほど、アホになるんじゃないかと心配になるほどです。反ワクチンなどが代表的ですが、コロナの時代においては陰謀論やフェイクも YouTube でたくさん発信されているようです。集中的にこういう動画を見ていて、「かつてはちゃんとしてたのになー」という医者たちが陰謀論にはまり込んでしまい、「闇落ち」する光景も多々、見てきました。

ぼくも、YouTube はときどき使っています。昔のサッカーの動画とか、古い CM とか、そういう罪のない「暇つぶし」にはよいツールだと思います。が、シリアスな勉強のツールとしては上記の問題点がネックになります。

その点、Podcast は登録した番組のみを聞きますから、YouTube のように「闇落ち」するリスクが低いです。特にぼくはジョギングをしたり、家事をしながら聞くことが多いので、聴覚に訴える Podcast のほうがより親和性があります。自分がパワポを使わない理由の一つが、ぼく自身の聴覚主体の勉強方法への親和性にあるのかもしれません。とはいえ、YouTube ユーザーにも自分のコンテンツを紹介するため、Podcast の音源は You-Tube にもアップしています。昔、クルーズ船でやらかしたため、登録者数がとても多いのです（笑）。「やらかした」といっても、その時の動画はオーセンティックなもので、内容については全く間違いはありませんでしたけど（詳しくはコロナ関係の拙著をご覧ください）。

Podcast の「岩田塾」はオリジナルなコンテンツも、授業の録音も混じってますが、ほぼ毎週配信しています。ぜひ皆さんもご利用ください。
https://podcasts.apple.com/jp/podcast/岩田塾/id1619020190

YouTube はこちらから
https://www.youtube.com/user/kentaroiwata1969

Podcast にしても YouTube にしても再生スピードを早めることもできます。ぼくは多くのコンテンツで 1.5 倍速で聞いています。これだと短い時間でより多くのコンテンツを学ぶことができます。

注　とはいえ、最近は YouTube のほうはサボり気味です。理由は作成に時間がかかるから、という簡単な理由のためです。ぼくの場合は音声を流しているだけなので、そもそも YouTube とは相性が悪い。で、動画は編集やらなんやらで作成に時間がかかり過ぎなのが問題です。腰を据えて年に数本作るくらいならばよいですが、毎週作るのはフルタイムの YouTuber にでもならなければ難しいですね。
　　動画は競争相手が多く、それはどんどん増え続け、コンテンツ過多のために新規性を求めてどんどん過剰になる傾向にあります。よって「トンデモ」ととても相性がいい。学びのツールとしては、構造的に難しいかもなあ、と最近では思っています。まあ、身体診察の勉強とかにはメチャクチャ便利なんですけど（身体診察の教科書読むより、動画見るほうがはるかに理解できますね）。

ソーシャルメディアの活用 ──

タイムマネジメントにおいて、ソーシャルメディアの活用は必須要件になっています。特に現在、注目を集めているのはツイッターです。
ぼくがツイッターを使い始めたのは 2010 年 8 月のことでした。始めた理由は覚えていません（笑）。ただ、その後まもなく発生した東日本大震災での安否確認や情報取得において、とても便利だったことを記憶しています。一方、匿名のアカウントを作成できるツイッターはデマ、フェイクのコンテンツも多く、そういうところはいささか、危うい媒体だな、とも思っていました。海外では、医師のソーシャルメディアの使用については

基準やガイドラインが設けられています。当然ですが患者の個人情報を拡散してはいけません。また、多くのガイドラインでは自分が医者である、と公表しているアカウントでは名前も出すことが要請されています（匿名はだめってことです）。

［基準やガイドラインの一例］

Physician Use of Social Media—Standards & Guidelines College of Physicians & Surgeons of Nova Scotia ［Internet］. College of Physicians & Surgeons of Nova Scotia.[cited 2022 Jul 20]. Available from: https://cpsns.ns.ca/resource/physician-use-of-social-media/

そのへんがグダグダな日本では、ツイッターでも「医クラ」と呼ばれるグループが存在します。たいていのアカウントは匿名で、医師の素性を特定することができません。有益な医学情報を提供しているアカウントも多々ある一方、本名を出していないため、非常に無責任だったり、患者の人権などに無頓着なコメントが多かったりしていろいろ問題だと思っています。

いずれにしても、ツイッターのアカウント数は日本ではとても多く、米国に次いで世界2位です。米国ではツイッターは人気を失いつつあり、2021年から25年までに、毎月110万人のユーザーが減り続けるという推測がなされています。ユーザーで一番多くなっているのは YouTube です。

とはいえ、ツイッターは便利です。ツイッターの最大の利点はスピードです。国内外の学会や最新の論文、新しいガイドラインなど、有益な情報が即時的にアップされますから、自分で情報を探すよりもはるかに効率よく情報収集ができます。信頼できるツイッターの発信アカウントを定期的にフォローしておくととても効率が良いです。もちろん、国内の論客だけでなく、海外の専門家のアカウントもフォローしておくのがベターです。

ちなみに、フェイスブックについてはもっともユーザー数が多いのはインド（4億1,660万）で、次いで米国（2億4千万）です。日本は第9位で5,580万人です。

Facebook Users by Country 2022 [Internet].[cited 2022 Jul 20]. Available from: https://worldpopulationreview.com/country-rankings/facebook-users-by-country

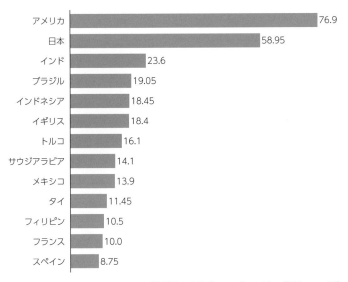

図 19　ツイッターアカウント数が多い国（2022 年 1 月、単位 100 万）

Twitter: most users by country［Internet］. Statista. https://www.statista.com/
statistics/242606/number-of-active-twitter-users-in-selected-countries/（cited
2022 Jul 20）.

　フェイスブックも情報発信のツールとしては有効で、ぼくも主にツイッ
ターとフェイスブックを使って情報発信しています。フェイスブックは実
名を使ったアカウントを用いるのが原則で、そこが利点です。一方、フェ
イスブックは「友だち」の数が 5 千人と上限があり、公開していない情報
は友だちしか読むことができません。よって、フェイクな情報をアップす
る人の間で、等質な同じフェイクを信じるグループが固着しやすいリスク
があります。反ワクチンなど、非科学的な情報を流布する人と、それを信
じる人たちの間でグループができ、反ワクチンの「教祖」ができてしまう
のですね。

　あと、些細な話ですが、フェイスブックユーザーは高齢者に多く、若者
は苦手なようです。年寄りの自慢話や説教が多いので、うんざりするので
しょうね（笑）。

　このようにどのソーシャルメディアも長所と欠点があります。活用法を
間違えなければ非常に便利ですが、使い方を間違えないことが大事です。

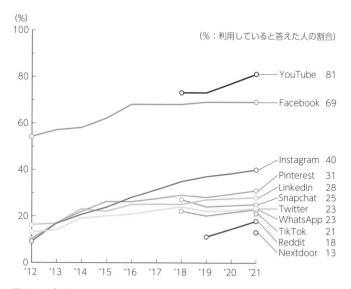

図20　米国でのソーシャルメディア利用状況の推移

Gramlich J. 10 facts about Americans and Facebook. Pew Research Center.
https://www.pewresearch.org/fact-tank/2021/06/01/facts-about-americans-
and-facebook/(cited 2022 Jul 20).
Intelligence I. Twitter in 2022: Global user statistics, demographics and marketing
trends to know. Insider Intelligence. https://www.insiderintelligence.com/
insights/twitter-user-statistics-trends/(cited 2022 Jul 20).

　あと、海外では医師は匿名でのアカウントは非倫理的とみなされます。国際的な学会とかで活躍したい先生は、匿名アカウントで暴言かましてると、バレたら大変なので気をつけてください。まあ、匿名でも実名でもバレたら困る、ようなことは発信しないのが一番です。

多数の学会参加は時間リソースの無駄遣い

　学術集会は医師が医学知識を得るツールとして長く活用されてきました。しかし、コロナの時代になって、集団を作るリスクが問題になり、多くの学術集会がリモートになりました。

　リモートになったばかりのころは、慣れてない人も多くて細かなトラブルも起きましたが、現在ではほとんどの人がリモート会議や講演に慣れました。移動の時間を省略できるメリットも大きく、ぼくは断然リモート派です（笑）。

　特に国際学会では移動の時間も半端ありません。時差ボケとも戦わねばなりません。まあ、国際学会でも自分の発表は時差に合わせて夜中の2時とかに発表せねばならず、かなりしんどいのですが、聞くほうだとたいていはオンデマンドでコンテンツが配信されています。ですから、自分の母国の時間帯で発表を聞くことができます。これはとても大きいです。国際学会は短期的なものですから、滞在中に時差ボケに慣れるのは容易ではありません。ぼくは多くの場合、朝の会合に出て、ホテルに戻って昼寝して、夕方にまた参加、というやり方をとっていました。日本から来た研究者の多くは発表中に居眠りをしていて、顰蹙を買っていましたし、せっかくの発表を聞けずにもったいない話だとも思っていました。

　たしかに、直接研究者と会えない問題もあるといえばありますが、そういう会議もウェブ会議でできるわけで、わざわざ何十時間もかけて飛行機に乗っていくのはそうとうな時間のロスです。本稿執筆時点では世界的にインフレでしかも円安なので、滞在コストが非常に高いのも問題です。コンビニのおにぎり一個が、400円とか500円とか、ありえへんだろ（笑）。飛行機移動による二酸化炭素放出、地球温暖化への影響も考慮に入れねばなりません（まじで）。

　まあ、年に1度くらいは学会出張もいいかな、とは思いますが、何度も学会参加のための移動はさすがに生産性なさすぎだな、と思います。そうそう、出張している間は家事や育児をパートナーに丸投げ、になるわけで、そういう意味でも問題です。男女が平等に働くためにも、リモート学会は奨励すべきなのです。たとえ、コロナの時代が終わったとしても。

　ときに、日本は学会が多すぎると思っています。似たようなジャンルの学会が複数ありますし、地方会があるのも問題です。

　特に地方会の発表は質も高くなく、こんな「やったふり」の学術集会にどこまで意味があるのかな、と思っています。

　別のところでも書いていますが、ぼくはいつも「学会発表をやるなら論

文化しろ。論文化する価値がないなら、学会発表はするな」と申し上げて
います。よく、初期研修医のデビュー戦として地方会での発表を設定され
ることもありますが、最初の発表こそ、質を担保した、しっかりした発表
にすべきです。デビュー戦だから低レベルで良い、なんてことをすれば、
それが「基準」になってしまいます。

　学会発表は講義と同様、生産性がありません。一回こっきりですから。
聞く対象者も目の前の聴衆だけです。

　しかし、学術論文化してしまえば、特に英語論文でPubMedに収載され
れば、未来永劫（たぶん）、世界中の人に自分の論文を活用してもらう可能
性が開示されています。学会発表と論文なら、絶対に論文のほうが価値が
高く、生産性においても優れています。だから、ぼくは研究をしていて適
当な発表する学会がない場合はさっさと論文を書いてしまいます。けれど
も、多くの学会発表は論文化されません。論文化される学会発表は6割に
も満たないのです。最大の理由は「時間がない」です。

Scherer RW, Ugarte-Gil C, Schmucker C, Meerpohl JJ. Authors report lack of time as main reason for unpublished research presented at biomedical conferences: a systematic review. Journal of Clinical Epidemiology. 2015 Jul 1; 68 (7): 803-10.

　日本の場合は、事態はもっと深刻です。例えば日本プライマリ・ケア連
合学会の抄録発表のうち、論文化されるのはわずか3.8％しかありません
でした。

Komagamine J, Yabuki T. Full-text publication rate of abstracts presented at the Japan Primary Care Association Annual Meetings (2010-2012): a retrospective observational study. BMJ Open. 2018 Jun 1; 8 (6): e021585.

　そもそも日本の場合、多くの学会発表は論文化する価値を持ちません。
「当院におけるなんちゃらかんちゃら」とか「なんとかいう治療が奏効した
一例」みたいな現地レポート、武勇伝には科学的な価値が小さいのです。

　要するに、地方会における、いや、日本全体を対象とした総会でも、価
値の小さな発表は多いのです。繰り返します。論文化する価値がない発表
ならばやらないほうが良い。そんな発表ばかりの地方会って、そもそもレ
ゾンデートル（存在理由）あるの？

　ちなみに、「時間がない」医師が、学会発表をどのように論文化するのか。ぼくの秘訣をお教えしましょう。

　それは、先に論文を書くこと。あとで学会発表のポスターやパワポを準備することです。これで、「総準備時間」は激減します。嘘だと思ったら、一度やってみてください。論文を書いてから、学会発表のマテリアルを作るのはえげつないくらい、いとも簡単なのです。

　ぼくが、「地方会ってやる意味あるの？」と思う別の理由があります。それは、日本の医者のインフォメーション・マネジメントの欠如とリテラシーの欠如です。

　本当に驚くべきことなのですが、日本の医者の中には、教科書も読まず、学会ガイドラインも読まず、原著論文を検索したり読んだりもせずに、参加した地方会の症例報告の発表を鵜呑みにして「〇〇先生がこんな治療をしていた」と、ろくに吟味もされていない治療法や診療方法をそのままコピペして自分の患者に使っている方がいます。本当にびっくりします。「それ、エビデンスもなければ教科書にも書かれていない治療法じゃないですか」と問うても、「いや、なんとかいう地方会で、すごいよかったって〇〇先生が言ってました」と。「言ってました」が根拠かい！　と思ってしまいます。

　余談ですが、コロナの時代になって、感染症領域以外の医師たちとコロナの雑談になることも多いのですが、これまたびっくりすることに、多くの医療従事者がワイドショーやYouTubeの動画とかでコロナの情報収集をしています。おいおい、あんたたちはプロだろ。感染症は専門じゃないにしても、ワイドショーに出てる「感染症に詳しい人」やYouTuberの話を真に受けてていいの？　と思うのですが、まじで真に受けていたりします。

　だから、日本ではアビガンとかイベルメクチンとか、治療効果もあやふやでろくにエビデンスもない薬にすがる医師が後をたたないのです。

　これは完全に日本の医学教育におけるインフォメーション・マネジメントの失敗です。それは、前述の講義の話に戻るのですが、医学部で「情報の収集、吟味の方法」を学ばず、パワポの授業で教員が「これを覚えとけ」と情報を発信、それを飲み込むという高校生みたいな勉強法しか知らない

ままで医者になっちゃったからなんですね。いろいろ、根の深いところで
つながってるんです。恐るべきことです。

　いずれにしても、地方会レベルの「やってみたら、よかったです」とい
うほとんど「個人の感想です」レベルの発表を鵜呑みにして、標準的な治
療を読んだり吟味もせずにそのままコピペしてしまう医者が多いのなら、
地方会なんてなくなってしまえばいいのに、と思います。なぜなら、そう
いう地方会は正しい知識や科学的な議論ではなく、間違った情報の伝播の
「場」になってしまいかねないからです。

　同様のことは、製薬メーカー主催の「講演会」にも言えます。メーカー
主催の講演会では、多くの演者は当該メーカーの薬を「よいしょ」します。
それが本当に妥当性が高い情報なのか、単なるコマーシャルの延長線上な
のか、吟味して判断する必要があります。が、そもそも、このような講演
会に参加する医師の多くはそのような吟味能力がありません。吟味能力が
あれば、わざわざ講演会に出なくとも、自分で情報検索して調べればいい
だけの話だからです。

　地方会やメーカー主催の講演会に参加する時間があるなら、普通にウェ
ブベースで質の高い教材やガイドラインを読んだほうがはるかに勉強にな
ります。生産性、という観点からはどちらを選択するのがベターな時間の
使い方なのか、火を見るより明らかなのです。

退屈な時間を作らない

　ぼくは退屈を知らない人です。複数の作業を並行して並べています。

　それは、マルチタスクではありません。マルチタスクは案外、効率が悪
いんです。そうではなく、やる仕事はいつも一つ。集中できる仕事をひと
つだけやっていきます。

　しかし、同じ仕事を続けていると退屈しますし、気持ちが乗らない時も
あります。そういうときのために「別の仕事」も用意しておくのです。で、
別の仕事（一つ）に集中する。結果的にはマルチタスクになるわけですが、
一つのタスクしかしないとはそういう意味です。このことはすでに拙著

『一秒もムダに生きない』でも申し上げました。

　気持ちが乗っているときの 30 分は、気持ちが乗らないときの 30 分とは
生産性がまったく違います。ぼくは気持ちが乗っている時であれば、例え
ば 6000 字くらいの原稿は 30 分くらいで書き上げることができます。しか
し、気持ちが乗っていない場合は何時間かかっても数千字の原稿が埋まり
ません。「そういうこと」です。

　また、シングルタスクにはボトルネックが存在します。パンツを履かな
いと、ズボンが履けないというやつです。例えば、本を書く時、その本の
仕事だけしていると、例えば編集サイドに原稿の校正を頼んでいる間はや
ることがありません。「退屈」な時間ができてしまいます。ぼくは翻訳を含
めるとだいたい 7、8 つくらいの出版物の制作を同時進行でやっていますが、
これくらいタスクがあれば、ボトルネックはまず消滅します。

　こうやって、生産性は上がっていきます。ぼくは年に数冊、多いときは
10 冊近くの本を出します。また、原著論文も年数本は書いています。しか
し、本の執筆にしても研究にしても、とりかかってから完成するまでにた
いてい 5 年から 7 年くらいかかっています。できてくるプロダクツだけを
見ていると、数ヵ月で完成させているように見えても、実際にはものすご
い時間をかけて作っているのです（まあ、論文の場合は reject されて再提
出、の時間もありますし、出版社も断られ、断られで、出してくれる出版
社探しに難渋することもありますが）。

　今、ここでやっていることに注力できる、そういう「仕掛け」とシステ
ムを持っておけば、絶対に退屈な時間はできません。これは仕掛けの問題
なので、誰にでも簡単にできますよ。

できた時間は、慈しむ──

　さて、こうやってタイムマネジメントを活用し、時間を捻出するのです
が、作り出した時間はどうやって使えばいいでしょうか。

　例えば、家族との時間です。うちは共働きなので、ぼくが仕事ばかり
やっていると妻の負担が大きくなります。夫婦の対話、親子の対話も大切

です。ゆっくりとした時間を家族と過ごすために、一所懸命時間を捻出するのです。まさに「楽をしたければ、苦労せよ」です。

音楽を聴く時間、小説を読む時間も大切です。ぼくはたいていの書物は速読で読みますが、小説は速読すると面白さがこぼれ落ちてしまい、「かえって無駄」になってしまいます。New England Journal of Medicine のサマリーはポッドキャストで1.5倍速にして聞いていますが、落語を聞くときはスピードを速めると魅力が半減しますから、1倍速で聞きます。落語は講義や講演のスキルを高めるのにもとても役に立ちますが、とくに勉強になるのは「間」のとり方です。講義って沈黙している時間がとても重要なんです。たくさんの情報を詰め込んで誰にも読めないスピードでスライドをバンバン回して喋りまくる、みたいなレクチャーは相手に届きません。つまり、自己満足にしかなりません。

時間を削り取るのも、時間をゆっくり使うのもどちらも「時間へのリスペクト」への表現型に過ぎません。そして時間に振り回されず、時間を使いこなすようになれば、心に余裕が生まれ、仕事の生産性も高まります。プライベートライフも充実します。時間泥棒にもならず、時間の奴隷にもならないために、日本の医者は大きなパラダイムシフトを要しているのです。

── 日本人は勤勉か

昔から「日本人は勤勉」というのが海外での日本人の評価でした。日本人自身も、自分たちは勤勉だと思っています。

しかし、必ずしもそうではありません。

まずは大学生。

次に社会人。社会人になってからなにか学習をしているか、と問われて、日本人は「ほとんどやっていない」人が大多数です。

FC バルセロナの育成チーム、「マシア」の練習はインテンシティが高く、1時間半で終わるのだそうです。それ以上練習時間を長くしても、選手の成長がよりよくなるわけではない、という目算がそこにはあります（サイ

モン・クーパー, 山中忍訳.『バルサ・コンプレックス "ドリームチーム" から "FCメッシ" までの栄光と凋落』(Japanese Edition) ソル・メディア)。

　FCバルセロナで数々の栄光を築いたあと、ペップ・グアルディオラはドイツのバイエルン・ミュンヘンの監督になりました。当時、日本から宇佐美貴史が加入していたのですが、一般練習の後居残り練習をしようとして、笑われたといいます。

「君は、スポーツ科学を何も知らないのか？　君の身体にとって害になる以外に、練習後に長い距離を走ることに意味があるのか？」
「居残り練習」を捨てよ。グアルディオラの「練習論」。[Internet]. VICTORY ALL SPORTS NEWS.[cited 2022 Jun 22]. Available from: https://victorysportsnews.com/articles/4661

　そして、居残り練習をして走り込みなんかをしても、それは「やった感」を出す効果、すなわち「プラシーボ効果しかない」というのです。
　翻って、日本の「部活動」などでは、朝練、夕方練習、居残り練習など、練習時間が非常に長いのが特徴です。そして週末も午前、午後と当然のよ

		ほとんどやっていない	だいたい毎日
日本	夫	78.9	1.4
	妻	67.7	0.5
アメリカ	夫	48.5	5.8
	妻	46.3	7.5
フランス	夫	55.6	7.0
	妻	44.7	14.1
韓国	夫	35.3	3.0
	妻	39.0	2.8

図21　学習活動、自己啓発の頻度（%）
「連合総研 生活時間の国際比較—日・米・仏・韓のカップル調査」より作成
小林祐児.「日本人は勤勉」説は本当か――二宮尊徳と勤勉革命の歴史. パーソル総合研究所. https://rc.persol-group.co.jp/thinktank/column/201807061938.html (cited 2022 Jun 9).

うに練習や試合を入れます。これでは家族や友人とリラックスする時間も
とれませんし、「部活」以外のことを考える時間もありません。さらにいえ
ば、練習時間が長すぎて、おそらくは練習に集中することすらできません。

なぜ日本は、子どもを練習漬けにしてしまうのか？　燃え尽きる高校生が出る理
由［Internet］．VICTORY ALL SPORTS NEWS.［cited 2022 Jun 22］. Available
from: https://victorysportsnews.com/articles/6039

多くの生徒たちはそのような厳しい練習に「燃え尽きて」しまい、練習
への意欲を失い、悪いときには退部してしまいます。また、練習のしすぎ
で怪我が多いのも問題です。怪我が多いと、当然パフォーマンスは落ちま
すし、なによりも練習時間が減ります。練習のしすぎで怪我をして練習で
きなくなる。これはまさに本末転倒ですね。しかし、そのような本末転倒
はとても多い。

そして、なによりももったいないのは、こうしてシゴキにしごいた生徒
たちの多くは、大学生や社会人になると、そのスポーツを止めてしまうの
です。「あんなしんどいことは、もう懲り懲りだ」というわけです。せっか
く何年もトレーニングを重ねてきたのに、20歳にもならないうちに、引退
したり、同好会レベルの「お遊び」で満足してしまいます。

翻って、医療界でもこのような本末転倒はとても多いように思います。
「研修医のときは睡眠や食事の時間も削って、必死に勉強しなければ立派
な医者になれない」という意見はよく耳にします。白状すると、ぼくもそ
う思っていた時期がありました。しかし、そのようなインテンシティを研
修医に求めてきた指導医は、いつしか勉強しなくなり、時代に取り残され
てしまいます。シニアなドクターの薬の使い方などがあまりにも下手なの
は象徴的です。彼らはあるときから、きちんと恒常的に学び続けることを
止めてしまいました。それで、間違った検査や間違った薬を平気で使うよ
うになってしまいます。

長寿の時代が来て、専門職である医師の引退時期はだんだん遅れていく
ことでしょう。「米国の医師には定年がない」とは、先ごろ引退した診断の
神様、ローレンス・ティアニー Jr、通称 LT の言葉です。事実、LT は70
代になっても現役バリバリで、ぼくが見学に行ったときにもサンフランシ
スコの病院で、切れ味鋭い診断技術を研修医たちに披露していました。し

かし、ズボンのポケットにはぼろぼろになった New England Journal of Medicine が入っていて、これを毎週、読み込んでいることがわかりました。LT のすごいところは、バリバリの総合診療医にもかかわらず、基礎医学系の論文も読み込んでいることでした。彼の診断のレベルの高さは、各疾患の表層的なプレゼンテーションだけではなく、その背後にある病態生理も深く理解しているからではないかとぼくは思っています。いずれにしても、LT のような天才も毎日勉強していたのです。いわんや、ぼくらのような凡人は勉強しないわけにはいきません。

　米国には定年はないようですが、終身雇用もありません。一定の年齢で退職を迫られることはない代わりに、どんな年齢の医師でも「能力がない」とみなされれば契約を更新することはできません。厳しい、プロの世界なのです。LT が長く現役のまま病院で活躍してきた、ということは、「そういうこと」なのです。

「コスト」とは金のことだけではない──

　日本の医療では「コスト」というとモノやカネのコストのことを指すことが多いです。そして、マンパワーというコストは無尽蔵に湧いて出るもので、そこにコスト計算が働かないことが多いです。理由は簡単。日本の医療者は、安く買い叩かれているからです。

　外来の初診料は 270 点、すなわち 2700 円。再診料は一回につき 69 点、つまり 690 円です。損保ジャパンによると、米国の初診料は 150〜300 ドル、専門医の初診料だと 200〜500 ドルくらいだそうです。昨今は円安だとかインフレだとか、いろんな条件が絡み合うので一概に両国を比較するのは難しくなっていますが、日本では診療のコスト（患者自己負担額ではない）は非常に安く抑えられていることがわかります。

【アメリカ合衆国の医療費】都市別の医療費と事例｜海外旅行お役立ち情報｜【公式】損保ジャパン[Internet]．[cited 2022 Jun 29]．Available from: https://www.sompo-japan.co.jp/kinsurance/leisure/off/tips/pc/02_usa/

　病院も開業医のクリニックも現在の診療構造は薄利多売型で、たくさん患者を外来で診ることでなんとか収入が確保できる形式になっています。OECDでも日本は一患者あたりの外来通院回数が韓国に次いで多いのです。これでは患者とゆっくり話をして丁寧な質の高いケアを提供するのは困難です。また、日本医療の長い待ち時間、遅くまでの診療時間といった構造的な問題を回避できません。

　ときに、OECDのデータによると、米国ドル購買力平価（PPP）でみた実質最低賃金で見ると、日本は時給7.9ドルです。OECDでは14位でして、メキシコの1.4ドル（!!）とか、ブラジルの2.2ドル、ロシアの2.5ドルとかに比べるとだいぶマシですし、米国の7.3ドルよりもよいです。最低賃金という観点からは、日本の賃金は優等生とは言えないまでも、劣等生ではないように思います。ちなみに優等生はどのへんかというと、ルクセンブルクとオーストラリアがともに12.4ドル、フランスが12.1ドル、ドイツが11.8ドル、ニュージーランドが11.6ドルとかです。

Real minimum wages [Internet].[cited 2022 Jun 30]. Available from: https://stats.oecd.org/index.aspx?DataSetCode=RMW

　しかし、日本の賃金には問題も多々あります。例えば、外国人労働者。現在日本に在留している外国人技能実習生はベトナム人と中国人が多く、両者で6割を占めます。しかし、両国ともに母国での最低賃金が上昇し続けています。早晩、日本というマーケットは魅力を失い、母国にとどまることを決断する人が多くなるのではないでしょうか。

中村大介. 外国人労働者の送出し国比較〜日本が魅力的でなくなる3つの理由と2つの対策 [Internet]. [cited 2022 Jun 30]. Available from: https://global-hr.lift-group.co.jp/47

　日本では人口減少が続いています。将来の労働力不足が懸念される中で、海外からの労働力の輸入は一つの重要な選択肢です。が、賃金面でメリットを失いつつある日本は、外国人には魅力のない場所になりかねません。

　さて、看護師の給料はどうなっているでしょう。一位はルクセンブルクで年収9万1,000ドル、2位は米国で8万7,436ドル、3位はカナダで7万5,660ドルでした。

10 Highest Paying Countries for Nurses in the World [Internet]. Nurse.org.[cited 2022 Jun 30]. Available from: https://nurse.org/articles/highest-paying-countries-for-nurses/

日本の看護師の平均年収は491.9万円（令和2年）だそうです。まあ、新型コロナであれやこれやのボーナスがついた方も多いかもしれませんね。今は円安なので、ちょっとそこは気の毒なのですが、仮に1ドル135円で計算すると年収3万6,437ドルになります。米国の半分以下ですね。確かに、国内でいえば20代女性の平均年収は317万円、50代以上だと435万円なので看護師さんの年収は平均的な女性労働者のそれよりも高いのですが、もっと給料を上げないと労働のきつさの対価にはなっていないかもしれません。

【2022年最新】看護師の平均年収はいくら？　手取りや初任給・年収アップの方法まで解説｜サービス付き高齢者向け住宅の学研ココファン [Internet]．サービス付き高齢者向け住宅の学研ココファン．[cited 2022 Jun 30]．Available from: https://www.cocofump.co.jp/articles/kango/406/
女性の平均年収ランキング 年齢別・年代別【最新版】[Internet]．doda.[cited 2022 Jun 30]. Available from: https://doda.jp/woman/guide/heikin/age/index.html

日本看護協会によると、正規雇用看護師の離職率は、2020年度で10.6%、新卒採用者では8.2%です。

https://www.nurse.or.jp/up_pdf/20220401121744_f.pdf

日本の全常用労働者の離職率が2020年は14.2%でした。これを見ると、看護師の離職率が必ずしも高いとは限らないことが示唆されます。

離職率の平均は？　新卒と中途、大企業とベンチャーで違いはある？ [cited 2022 Jun 30]．Available from: https://ashiatohr.com/news/122_6jivz/

かつてと違い、日本社会も終身雇用が当たり前、ではなくなってきました。転職も珍しくはない選択肢になったため、離職する労働者が一定数いることは驚きではありません。問題は、看護師の離職の理由です。2017年の日本医療労働組合連合会の調査によると、「仕事をやめたい」と考えている看護職員は約75%もいます。その理由は「人手不足で仕事がきつい」が47.7%と最高で、次いで「賃金が安い」、「休暇がとれない」、「夜勤がつら

い」「仕事の達成感がない」、「職場の人間関係」などとなっています。「人間関係」でいえば、29％がパワハラを受けており、11.6％がセクハラを受けています。パワハラは看護部門の上司からが57.9％、医師からが41.2％、セクハラは患者からが71.5％です。特に20代では7割を超える職員がパワハラを受けており、若手看護師の離職理由になっています。

中澤真弥. なぜ辞めてしまうのか？　看護師の離職率が高い5つの理由とその解決策［Internet］．［cited 2022 Jun 30］．Available from: https://journal.epigno.jp/nurse-turnover

　というわけで、看護師の離職率は一般労働者のそれよりも高くないのですが、理由が非常にネガティブなものになっています。

　医師の働き方改革も待ったなしですが、看護師の働き方改革も同様に必要不可欠だとぼくは思います。そもそも、せっかく専門資格を取ったのに新卒で8％も辞めてしまうなんて投資効果が悪すぎます。

　看護師が気持ちよく働き続けるためには、たくさんの改革が必要でしょう。これをやればよい、というシングル・アンサーはありません。例えば、患者からのセクハラなどは、即効性のある解決策は見出しにくく、少しずつ患者の意識を改めて、セクハラが許されないことであると認識してもらう必要があります。

　一方、労働効率を上げて残業を少なくしたり、上司のパワハラをシステム的に防止することは、比較的即効性がある対応方法といえましょう。

　人的資源を英語ではヒューマン・リソースといいます。これまでヒューマン・リソースは日本では軽視されてきたようにぼくは思います。それがブラック企業を暗躍させてきたとも思います。高度成長時代の日本は右肩上がりで、人口も増加してきました。そんな社会では「仕事がきつい？　嫌なら辞めちまえ。代わりはいくらでもいるんだ」と雇用者側が強気に出ることがいくらでも可能でした。

　しかし、これからは違います。医療資源は有限であり、人的資源もやはり貴重な医療資源です。立ち去り型の社会は医療崩壊を招きます。医療者の労働環境をよくして、離職者を減らし、また新規参入したいと希望する若者が増えるようにしむけることが大切です。繰り返しますが、看護師の「働き方改革」も、待ったなしなのです。

他人の時間を奪うことは、他人への —— リスペクトがないのと同じ

　時間をリスペクトすることは、他人の時間をリスペクトすることと同義であり、他人の時間をリスペクトすることは、他人をリスペクトすることと同義です。

　ぼくは外来で患者を待たせないことを大きなミッションにして、長年その方法に取り組んできました。なぜかというと、前職の亀田クリニックでアンケートを取り、外来患者の不満で一番多かったのが「待ち時間が長い」だったからです。患者は自分の診療には時間をかけてほしいけれども、自分の前の患者はできるだけ早く「さばいてほしい」と思っているのです。それは矛盾かもしれないけれど、本心なのです。

　だから、ぼくは外来患者の話を十二分に聞きつつ、かつ待ち時間が最小限になるよう今でも工夫を重ねています。例えば、無駄な採血を減らすだけで待ち時間は随分減ります。アポなし、飛び込みの患者さんは最後に診る、というルールを遵守するだけでも待ち時間はだいぶ減ります。これが、患者をリスペクトするという態度なんです。

　他人の時間をリスペクトすることは、診療の質を高めることとも密接に関係しています。結局、「よい診療」とはよい時間の使い方をすることが前提なんです。

残業は短く ——

　残業をしないメリットは複数あります。
1. 雇用者にとっての経営メリット
　これは当然ですね。残業をすれば残業代を支払わねばならず、これは経営上のデメリットになります。

　もちろん、残業代を上回る生産性を維持できれば残業は経営上のメリットになることもあります。しかし、医療・福祉業界というのは本質的に生産性が高くない業界です。

　ちょっと、話は迂回します。ぼくは島根県の人口1万いるかいないかの田舎に育ちました。このことは、ぼくを本質的に「都会のことを何も知らない世間知らずの田舎者」としての立ち位置に立たせました。ぼくは幼少の頃から「なんでも知っている人」ではなく、「何も知らない世間知らず」という立ち位置で過ごしていたのです。そのため、その後、英国や米国、中国、アフリカなど世界様々な地域で仕事をしていてもカルチャーショックに悩むことはありませんでした。「お前は何も知らないんだな」と指摘されても「いやはや、全くそのとおり。乾いた雑巾のように、一所懸命新しい知識を吸収します」と素直に答えることができたからです。

　例えば、東京のような大都市のど真ん中で生まれ育った人のなかには、その後、海外で仕事をしたりしてカルチャーショックに苦しむ人もいました。例えば、東京の誰もが知る名門の幼稚園、小学校、中学校、高校、大学とエリートコースまっしぐら、で過ごしていた人もいたわけです。彼らの多くは「自分は世界のど真ん中」にあって、何でも知っている知識人層に所属している、と思っていたりするわけですが、海外に行けばそういう「常識」も通用せず、日本は世界地図の右端にある「辺境」だったりします。知識人層に所属すると思っていた自分が、案外（その世界では）何も知らなかったりもします。加えて、アジア人差別も欧米ではよく経験するところです。尊敬と羨望の眼差しで見られることに慣れていたのに、急に蔑視される立場に立つのはとてもつらいことでしょう。それはともかく、田舎の小さな町で過ごしていると、「当然」世間知らずと思われがちだし、実際そうなのですが、小さな町立中学校はわりと多様性を担保していたりするのです。そこには多種多様な職業やバックグラウンドを持つ親をもつ多種多様な子どもたちが通っていました。進学するものもいましたが、進学しない人も多かったです。当時はまだ中卒で就職する人もいましたし、高校進学するものも、普通校のみならず、商業高校や工業高校に進学する人も多かったです。高専（高等専門学校）への進学者も多かったです。「いわゆる」都会の進学校に通っていると、そういう人たちとの交流が皆無だったりするのです、案外。

　で、今はなき「バブルの時代」にぼくの友人の多くは高卒で工場勤務をしていました。ぼくは何も持たない貧乏な大学生でしたが、彼らはスポー

ツカーや新しい服を買って人生を謳歌していました。残業が多すぎて、しんどすぎてたまらない、とさも嬉しそうに苦労話をぼくに語ってくれました。人間、苦労話をするときは嬉しそうにするものだな、と学んだのはこのときです。

　景気が良いときには物が売れます。マルクスが言うように、長時間労働は生産力アップに直結します。物が売れているときは労働者の労働時間は長くなり、その分、企業の収益もアップ、労働者の給料もアップします。ついでに労働者の購買力もアップしますから、さらに物が売れるという好循環が生じます。もっとも、1990 年代初頭のこのバブル末期の時代には過剰労働と過労死という問題がついて回っていたのですが、きらびやかな好景気の時代に楽しそうに仕事をしている友人たちの笑顔にはそんなダークサイドはまったく見て取れませんでした。

　不況に強いと言われる医業ですが、好景気だからといって急にガッパガッパ儲かるわけでもありません。医療者は基本的に患者をいっときに一人しか診ることができません。生産効率が悪いわけで、そこは工場とは違うのです。好景気だからといってけが人や病人が激増するわけでもありません（逆に不況でも激減したりもしないのですが）。

　よって、医療・福祉の世界における「残業」は一般社会における残業と異なり、好景気の「結果」生じるものとはいえないように思います。医療・福祉のニーズはいろんな要素で増減しますが、その増減の度合は必ずしも景気と連動しない。好景気の結果として残業が増える、という構図は医療・福祉の現場ではそう多くはありません。

　むしろ、医療・福祉の現場での残業は本質的かつコンスタントな人員不足だったり、業務の効率が悪いといった構造的問題の結果として、つまりはネガティブな要素の結果として生じることが多いように思います。

　よって、残業は病院の経営をよくすることはめったになく、むしろ悪くする可能性のほうが高いです。みだりに残業をするのは生産性が低く、仕事の「下手な」医療者だったりします。早く仕事を終えて帰途につく優れた医療者のほうが給料が低く、非効率な仕事の結果としてダラダラ病院に残っている医療者のほうが高給取りという矛盾がここに生じます。もちろん、病院にとっては負の構造です。

　仕事をダラダラやって、夜遅くまで残っていて、残業代をせしめる、「残業代泥棒」的な医者。まあ、経営者にとっては頭の痛い存在です。特に、大学病院や一般病院にとって、医者とは従業員という側面もありますが、独立した専門職という側面もあります。そして「医局人事」。大学病院においては医者の人事は医局の教授の専権事項です。もちろん、教員人事は医学研究科の教授会などで決めるのですが、ある医局の助教や講師の人事を、別の医局の教授がブロックするということはめったにありません。そんなことをしたら、自分たちが進めたい人事も阻害されるリスクがあるわけで……通常は医局の人事は医局だけで（ほぼ）決められてしまうものです。

　もちろん、医局のトップを極める教授選だけは例外で、ここはすべての利害関係がある人もない人も一所懸命に選抜する真剣勝負となります。なぜか日本の組織は人事が大好きで、人事については血眼になるタイプの人が多いですし、教授会の構成員は教授なわけで、「自分と同等の立場になる人間がどんな人間か」はとても重要な命題なのです。もっとも、それは同時に「俺様と同じレベルの人間じゃなければ教授としては認めん」という意味でもあるわけで、いつまでたっても教授の人選が古い、現行勢力の価値観のままで再生産されがち、という悪弊と隣り合わせだったりするわけですが……。

　いずれにしても、大学病院の病院長は医局員の人事にはほとんど手を出せませんし、残業問題の是正も困難です。では、医局の教授はどうかというと、こちらはむしろ残業問題の真犯人だったりして、残業しまくって業績上げろとハッパをかけていたりします。ぶっちゃけ、大学病院の教授にとって病院の経営は直接的な「自分の」問題ではありません。そりゃ、大学病院が潰れてしまうのは大問題ですが、潰れさえしなければ経営なんて、二の次、三の次で、自分のとこの医局の業績のほうが重要と考えている教授のほうが多数派でしょう。いや、病院長だって任期のある「雇われ」なのでして、自分の任期さえなんとかまっとうすればよいのであって、そこは開業医とか民間病院のように「経営が悪化すれば潰れてしまう」という危機感は希薄です。

　ぼくは以前、一族経営の民間病院に勤務していましたが、ああいうところのトップにとって病院の経営は自らの（そして子どもたちの、あるいは

一族全部の）生死に関わる一大事ですから、そりゃ、経営には必死になります（よしあしですけど）。

医局からの派遣でなりたっている一般病院（民間病院、公的病院）も同様です。人事権は医局に握られていますから、そうそう強気には出られません。「病院経営のため残業はしないでください」と院長が頼んでも「自分たちは大事な医療をしているのだ、文句あるか」と凄まれれば、そこまでです。

残業問題といいますが、実はこれ、医療という非常に不可思議なシステムの問題でもあるのです。特に日本特有の医局問題が健全な問題解決を阻んでいるとぼくは思います。

というわけで、ぼくはいわゆる医局人事は全く行っていません。医局人事は時代遅れなシステムなので、これからは病院ごとに医者を雇用し、通常の企業のように雇用者の労務管理をするのが「普通」になると思います。医局人事のメリットももちろん存じていますが、やはりデメリットのほうがずっと大きいので、令和の時代にまで残すべき慣習だとは思いませんね。

順番が大事

ぼくは1998年から2001年までの3年間、内科レジデントとしてニューヨーク市の病院で働いていました。

そのときに学んだのは、患者の入院期間の短縮方法です。

米国の病院はとにかく入院期間が短いのが特徴です。OECDによると、平均在院日数は5.5日と、非常に短いです。

しかし、こうやってみると、米国の入院期間が短いと言うよりは、日本のそれが極端に長いというべきなのでしょう。日本のそれは16.0日と、他国を圧倒する長さです。それでも、日本の病院の入院期間はかつてに比べれば随分と短くなりました。昔は平均在院期間は1ヵ月以上もあったのです。

昔はのんびりした時代で、患者やその家族が「もうすこし置いておいてください」といえば、いつまでも入院させておくことが可能でした。「今日

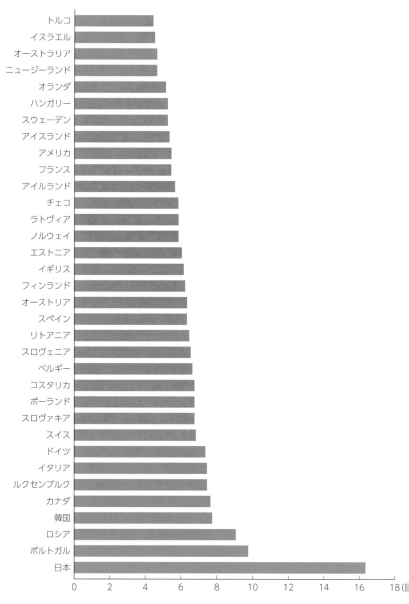

図 22　患者の入院期間（OECD Data: Health care utilization より）

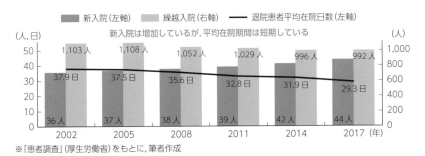

図 23　入院受療率（人口 10 万人当たりの入院患者数）と平均在院期間の推移
篠原拓也: 入院の短期化―平均在院期間短期化の背景には何があるのか？．ニッセイ
基礎研究所．https://www.nli-research.co.jp/report/detail/id=62978?pno=2（cited
2022 Jul 4）.

は仏滅なので、次の大安の日に退院させてください」なんて患者も珍しく
はありませんでした。日本の医療が出来高払いだったので、そのような長
期入院患者がいても、病院は困らなかったというのも理由の一つですし、
介護施設など、退院先の受け入れ先がなかったのも理由の一つでした。
　2003 年から日本の特定機能病院で DPC という制度が開始され、診療報
酬が包括化されてきました。こうなると入院期間が長ければ長いほど病院
が損をするわけで、日本の病院はこぞって入院期間の短縮化を図ってきま
した。もっとも、DPC においては入院に対する診療報酬が段階的に減額さ
れるものの報酬そのものは発生しますし、例外的に入院が延びた場合にも
診療報酬が出来高で発生します。
　　【OPINION】日本版 DRG の構築に向けた課題｜日本総研［Internet］．日本総研．
　　［cited 2022 Jul 4］．Available from: https://www.jri.co.jp/page.jsp?id=14527

　米国の DRG はこれよりも厳しい仕組みで、診断名を根拠に包括的な医
療費が支払われます。したがって、入院期間の短縮効果は非常に強いもの
があります。ぼくはニューヨークで内科研修医をしていた時、「まだこの患
者さんは退院できないんですか」と経営陣からの催促の電話をしばしば受
けていました。
　入院期間を短くするには戦略性が必要です。5 年間米国にいて、3 年間内

科の研修医をやって、このスキルを学んだのはとても大きかったです。その後のタイムマネジメントのスキルを磨く上でも、この期間のトレーニングはとても役に立ちました。

多くの入院患者は救急センターからの入院依頼で入ってきます。肺炎だとか、心筋梗塞疑いだとか、消化管出血だとか。そういう患者を診る時に、ぼくらは入院カルテを書きながら、検査のプランや治療のプランを立てます。そして、退院までの道筋をあらかじめ立てておきます。このことはすでに述べました。

このような「入院したその日に退院までのプランを立てておく」ことは、とてもよいトレーニングになります。そのために必要な検査や治療を全部順番に組み立てるにはスキルが必要です。例えば、心筋梗塞疑いの患者だとCKのような心筋酵素を複数回測定して心筋梗塞を除外します（当時はトロポニンとかは使っていませんでした）。心筋梗塞が除外できたら、トレッドミルのようなストレステストをしたりして、虚血性心疾患のさらなるワークアップをし、必要に応じて心疾患の治療をしたりします。心筋梗塞が確定すれば、循環器内科のドクターに相談して、カテーテル検査や手術のような侵襲的なパスウェイに入ります。まあ、当時（1990年代）と今とではやっているプラクティスも違いますし、そもそも日本と米国では検査や治療の流れも違うのですけど、「入院時に退院までのパスウェイをプラニングしておく」ことはとても重要です。時代や洋の東西を問いません。

そして、こういうプラニングで最重要なのは診断の正確さです。肺炎だと思って入院させた患者が実は全然違った病気を持っていた。さらに、その病気の治療をしくじったのでさらに増悪して集中治療室（ICU）に入室してしまった。こういう「当初のプランと異なる経緯」をたどってしまえば、当然のことながら入院期間は延びます。これはチームの失敗を意味しています。

よく、「医療に勝ち負けはない。病気を治すだけが医療の目的じゃないんだ」という耳ざわりの良い言葉を使う人がいます。確かに、病気の完治だけが「勝ち」なのではありません。人はいつかは必ず死に至りますし、病気の治癒よりも苦痛の緩和や家族との時間を確保できるといった「より重要な価値」を追求するのも医療の大事な仕事です。

しかし、「肺炎だ」と信じ込んで患者を抗菌薬で治療し、実は全く異なる病気を見逃し、その治療を遅らせ、そしてICUに入室させたり、その結果患者が死亡に至った場合、これは医療チームの失敗にほかなりません。完全なる「敗北」というべきでしょう。「医療に勝ち負けはない」なんて綺麗事で、自らの失敗をごまかしてはいけないのです。

『大事なのは「敗北に何を学ぶか」』。人気漫画、『ブルーロック』の有名な名セリフです。

医療に勝ち負けはあります。自分たちがちゃんと正しく診断し、正しく判断し、そしてその結果、患者の治癒を目指さない、という判断はありです。が、正しく診断したつもりで実は誤診していた、正しく治療したつもりで、実は間違った治療をしていた、そして患者の容態は悪化してしまった。こういう場合は医療の失敗であり、敗北だと言わざるを得ません。その事実を直視できなければ、反省もなく、改善もなく、また同じ失敗が繰り返されてしまうことでしょう。

もちろん、医者は神様ではありませんから、失敗することはあります。良かれと思ってやったことも、間違うこともあります。診断をしくじることもあるし、治療をしくじることもあります。たとえ正しい治療方法を選択したとしても、思わぬ有害事象が発生し、患者に望ましい医療が提供できないこともあります。

そのような失敗はある程度不可避なものもあります。検査や治療の副作用は、ある程度確率的に発生しますから。そのような回避不可避な失敗を避けるために、検査や治療そのものを放棄してしまっては、本末転倒です。医療とは本質的にリスクゼロにはできないのです。

しかし。そもそもその検査は必要だったのか？　という検証は必要です。造影CTの検査で造影剤でアレルギー反応がでることがあります。アレルギー反応は、病歴聴取で予期することもある程度可能ですが、予期できないことも多いです。だから、一定の確率で起きる造影剤アレルギーをゼロにすることはできません。それを目指す必要もないでしょう。

しかし、そもそもその造影CTは必要だったのか？　そういう検証は必要です。特に目的もなく、「なんか、熱源精査」のために造影CTが撮られている患者はとても多いです。ぼくが「その造影CT、なんのために撮影

したのですか」と質問しても、主治医が答えられないことも多々あります。そもそも、検査には目的が必要だ、という基本的な概念も理解していない医者も少なくありません。医療を原則ではなく、形式で学んでいる医者にこういうタイプは多いです。医局の上司に「こういうときは、ああやっとけ」とノウハウだけを教わっていて、その理由、根拠を自ら吟味したり、上司に問うたりしない医者です。

　繰り返しますが、医者の人生において失敗は不可避です。失敗しない医者はテレビの中にしかいないのです。大事なのは失敗しないことではなく、失敗したときに失敗した、と素直に認め、その原因を分析し、そして同じ失敗を同じ理由で繰り返さないために工夫することです。

　米国にはM & M, morbidity and mortality カンファレンスというのがあって、これはいわばしくじり事例を紹介し、改善に導くカンファレンスです。そう、失敗は皆で共有するのが一番なのです。一人で失敗事例を分析し、改善策を追求するのも悪くはありませんが、皆でその情報を共有すれば、より将来の失敗のリスクは下がるからです。ここでも失敗の存在を積極的に認める態度が必要です。M & Mで大事なのは「根っことなる原因 root cause」を探り、抜本的な改善策を模索することです。「うっかりしてました」、「今度から気をつけなさい」というのは root cause ではありません。誰だって、ときにはうっかりするものです。うっかりしたときに、なぜミスをしたのか。なぜミスをチェックするセーフティネットが機能しなかったのか。システムの問題として、「根っことなる問題」を探り出さねばなりません。

　トヨタ自動車では、トラブルが起きたときに「5つのなぜ」を問うそうです。なぜ、トラブルは起きたのか。スキルが足りなかったから。ここで満足せず、なぜ、スキルが足りない人物に任せたのか。どのようなシステムがそうさせたのか。こうやって5回「なぜ」を問うことによって「根っこの問題」に到達します。そのシステムを改善すれば再発は防げる、というわけです。

トヨタ式「5回のなぜ」でトラブル原因を因数分解[Internet]. PRESIDENT Online（プレジデントオンライン）. 2015 [cited 2022 Jul 5]. Available from: https://president.jp/articles/-/15912

　ぼくが2004年に日本に帰国した時、このM&Mをやろうとしましたが、病院長に反対されました。「日本の文化にはそぐわない」というわけです。

　そうかもしれません。日本では失敗を認め、分析し、改善に結びつけるのが苦手です。問題が顕在化すると属人的に「申し訳ございません」、「二度とこのような間違いはしません」と言って、規制を厳しくしたりするだけで終わってしまいます。規制を厳しくするからよけいなチェック仕事が増え、さらにブルシット・ジョブが増えるという悪循環です。そもそもチェック作業が煩瑣になれば人々は忙しくなってよけいにミスが起きやすくなるのですがね。

　本来であれば、構造的に根っこの問題に介入し、よりシンプルな対応策、より疲れない対応策、人の力、注意力、などに頼らない「仕組み」を作るのが大事なのです。

　近年では、ようやくトラブルの再発防止策が構造的に、戦略的になってきました。歯を食いしばって、根性論で対応するのではなくクレバーに対応するのが正しい、というエートスができてきたのは大きな前進だと思います。

　入院期間を短くするのに最適なのは正しい診断、正しい治療です。診断が間違い、治療をしくじれば入院期間が延びるのは必定だからです。要するに、医者の臨床力向上は患者の入院期間短縮の最適解です。

　患者の入院期間が短くなると、医者が担当する入院患者総数は必然的に減っていきます。ぼくは自分が持っている患者数を15人以内に抑えるよう努力せよ、といつも指導医に言われてきました。15人を超えると、どうしてもケアが後手後手になり、見落としが多くなり、急変が多くなり、入院期間が長くなり、重症化した患者対応に苦慮するようになる。疲労や睡眠不足でミスが増え、さらに入院患者リストが長くなります。悪循環です。

　正しい診断、正しい治療で入院期間を短く抑え続けていれば、担当する総患者数は減ります。回診時間は短くなり、睡眠時間は確保できて、不要なミスも減ります。正しい診断、正しい治療がより行われやすくなり……と好循環になっていきます。

　もちろん、医療面だけで入院期間が決まるわけではありません。ソーシャルワーカーなど周辺の仲間たちとの連携もとても大事です。

　ソーシャルワーカーとの相談は、入院の早い時間にやっておくのが得策です。退院までのプランと、退院時の患者の状態を正しく予測しておけば、入院早期にソーシャルワーカーに退院プランを相談できます。ソーシャルワーカーは早期に退院先を探すことができますから、迅速な退院を促せます。

　これが、検査して、治療して、治療効果判定して、そろそろ退院プラン考えようかなー、ソーシャルワーカーに相談しようか、みたいに後回しにしていたら、ソーシャルワーカーだってすぐに転院先を見つけることはできません。よって入院時間は延び延びになってしまいます。ある仕事は同時進行で並行して行うことができます。別の仕事は順番にやらなければいけません。

　点滴での治療薬の投与は、まず点滴ラインを確保しなければできません。これはA→Bという順番を守らなければできません。

　しかし、診断、治療をしながらソーシャルワーカーに転院先を相談することは同時進行でできます。退院時の状態を正しく予測できていれば、の話ですが。患者や家族の希望なども早いうちから確認できます。A、同時にBが可能なのです。

　このように同時進行でできる仕事はどんどん入院早期にやっておくのが得策です。AをやってからB、とのんびりしていたら、どんどん入院期間は長くなってしまいます。

　あと、日本ではステロイド投与のために入院、という謎ルールがあって、これも入院期間長期化の原因になっています。「もしなにかあったら」という心配のために入院させるのですが、その実、ステロイド投与で一番怖い感染症は、院内のほうがリスクが高いんです。院内の微生物のほうが、薬剤耐性菌は多いですからね。

　よって、諸外国ではこのような非論理的、非合理的な理由で患者を入院させません。日本の医療現場はこのような謎ルールが非常に多くて驚きます。

　的確な診断戦略があると、通常は検査は減ります。これは入院患者のみならず、外来患者でも有効な戦略です。検査をオーダーする前に診断仮説をきちんとたてて、診断に必要な検査を行います。時間はかからないので

入院期間削減に有用で、外来であれば待ち時間の短縮に役に立ちます。一方、適切な診断仮説を立てずに「とりあえず」とやみくもに検査をオーダーするとやたら時間がかかります。入院期間は延び延びになり、外来では待ち時間が増え、患者は疲労困憊し、もちろん医療費は増加します。

　日本の医者は一般的に足し算は得意ですが、引き算が苦手です。いや、計算能力の話じゃないですよ。検査も薬も、どんどん足していくのは好きなのに、この検査は不要、あの薬は要らない、と引いていくアクションが苦手なんですね。

　なんとなく、検査や薬やその他の介入を足していけばいくほど患者に利益になる、と思いがちですが、しばしばそれは逆になります。さっきの「ステロイド投与に入院」もどんどん足していく戦略の一つですが、実際には余計な院内感染のリスクを生んでいます。薬の出しすぎはポリファーマシーを生み、検査の増加は患者の疲労や合併症の原因となります。やればやるほどいいことがある、という足し算の論理を離れて、「本当にこれが必要なのか」、「やめてもよいのではないか」という発想も必要です。

　デバイスも同様です。不要な点滴、不要な尿カテーテルの入っている患者のなんと多いことか。患者にくっついているデバイスの必要性、必然性を吟味して「入院患者だから」と漫然とデバイス留置されていると、当然感染症その他の合併症の原因となります。

　そもそも、日本の組織がこの「足し算の論理」に毒されている、という考え方もできます。なにか不祥事があるとマニュアルにその対応策を足していくのでマニュアルはすぐに分厚くなってしまいます。やってもムダなこと、疲れるだけのことはどんどん止めていって、マニュアルや手続きを少なくしていく努力も同様に重要です。

文書や文献の整理について ──

　数十年前に野口悠紀雄が『「超」整理法』という本を出してベストセラーになったことがあります。学生時代のぼくはあれを読んでとても感心しました。具体的には封筒を時間軸で並べ、新しい封筒を手前にもってくるこ

とで分類を容易にする方法でした。ぼくはこれを応用して、アメリカなどでよく使われているマニラファイルに論文のコピーなどを入れ、最新のファイルを手前に持ってくることで、上手に分類、整理してきたのでした。

　しかし、このマニラファイルの入ったキャビネット、現在ではほとんど開くことがありません。

　というか、ぼくはもう、書類を整理するのを止めてしまいました。論文を印刷したりコピーすることもほとんどありません。その都度、ネットで検索して読むだけです。有料の論文はPDFをダウンロードして、パソコンのファイルに保存していますが、定期購読しているメジャーな雑誌の論文はそれすらしません。また読みたくなったら、自分のパソコンを検索するよりも、ネットで再検索したほうが速いからです。

　ぼくは20年近くアップルのコンピュータを使っていますが、Spotlightという検索機能ができてから、ファイルの分類にも頓着しなくなりました。ファイルの分類は大事といえば大事なのですが、重複したり分類が難しい論文も多いのです。だから、ざっくりどこかのファイルに放り込んでおき、探したくなったらSpotlightで検索するほうが簡単です。電子メールも昔は目的別に分類していましたが、今は面倒くさくなって、その都度検索するだけ、分類はしていません。

　自分が論文を書いているときは、その研究プロジェクトごとにパソコンのファイルは作っておきます。また、文献リストもZoteroという文献整理アプリにまとめておきます。このファイルには、写真、図、表、あるいは統計ソフトのコードなど、論文作成に必要なものをすべて放り込んでおきます。ファイル作成においては変更したら必ず「別名で保存」して、保存日をファイル名に追加しておきます。そうすれば、どのファイルが最新バージョンのものかがすぐにわかるからです。ぼくはいくつかの研究プロジェクトを同時進行することが多いので、ときにほったらかしていた研究の内容を忘れてしまっていることがあります。企画しておきながら、他の研究にかまけていて実際に手をつけるのに数年かかることもあります。本の執筆でもそうですね。最近、ぼくはカンボジアの医療に関する本を書いたのですが、このアイデアがでてきたのは2017年のことでした。しかし、他の仕事にかまけていたので、なかなか本の執筆に取りかかれずにいて、

執筆したのは 2022 年のこと。2017 年に取材したり、調べたことはほとんど忘れてしまっていたのですが、当時の資料やインタビューの録音データはファイルに残っていたので、復習は簡単でした。

　ちなみに、すべてのファイルはかつてはタイムマシンというアプリを使い、外付けハードディスクにバックアップを取っていたのですが、このバックアップを取る時間が面倒くさいので、今は Dropbox を使ってクラウドに上げています。クラウドに上げれば、コンピュータやハードディスクが壊れたときでも大丈夫ですし、複数のパソコンを併用していても仕事が滞りません。ぼくはオフィスに一台の iMac、自宅ではノートブックの Macbook Air を使っていますが、クラウドにファイルを上げているので、オフィスでやった仕事の続きを簡単に自宅で、（あるいは外出先で）継続できるのでとても便利です。

　この数十年間でハイテク関連の技術は飛躍的に進歩して、仕事も随分便利に、楽になりました。とにかくバージョンアップは貪欲にやる。「楽をするためには努力をする」で、仕事環境を楽にするために、一所懸命バージョンアップをするのが大事だと思っています。こういう貪欲さが周辺組織になく、いつまでたっても紙とハンコとファックスと電話だったりして、それが不満なんですけどね（保健所とか）。

朝の家事はトレーニングに ——

　まずはじめに。家事は決してブルシット・ジョブではありません。なるほど、金銭的収入こそ発生はしませんが、炊事、洗濯、掃除、育児など、家事はすべて生活の質を高める上で、本質的な意味を持っています。

　もちろん、非常に裕福な家庭であれば家事をアウトソーシングする、という選択肢がありそうです。昔で言う「家政婦さん」の導入です。昔と違い、住み込みの家政婦ではなく、定期的に来ていただいて、掃除や洗濯の代行をしてくれるサービスはあるようです。一方、プライバシーが絡みやすい自宅の掃除や自分の衣類の洗濯を他人に任せるのはちょっと……という人もいるでしょう。かくいうぼくもそういう人で、自宅に他人が入り込

むことに関しては若干抵抗を感じる方です。案外、繊細ですね、ぼく（笑）。

　ぼくらが代行サービスに頼んだのは、例えば夏の旅行中の庭の水やりみたいに、自分たちではできないような仕事です。代行サービスは適宜、個々の好みや収入、ライフスタイルなどに合わせて活用されたら良いと思います。

　今は、電化製品も進化しました。もちろん、昭和の時代から洗濯機や掃除機は存在していたのですが、現在の電化製品は当時のそれよりも格段に進化しています。

　うちで活用しているのは例えばお掃除ロボットだったり、食洗機だったりします。洗濯機も使いますが、乾燥機の方はあまり使わず、物干しで干すほうが好みです。このへんも好き好きですね。炊事も大好きです。外食やお惣菜を買ってきたり、もたまにはしますが、できるだけ自炊を好んでいます。理由は「安いから」（笑）。栄養面での配慮ももちろんありますが、外食のコストを考えると、自炊したほうが安上がりです。夫婦の忙しさにもよりますが、朝はぼくが朝食を作り、その間に奥さんが昼用の弁当を作り、夜はぼくが晩御飯を作り、ぼくが会議その他で帰宅が遅くなるときは、前日に夕食を作り置きしておくか、奥さんにお願いしたりします。

　というわけで、なんといっても激しいのが「朝の家事」です。朝食と弁当作り、洗濯、洗濯物を干す作業、子どもたちの学校準備、庭の水やり、食器やテーブルの片づけなどたくさんのタスクを短時間にこなしつつ、着替えとか化粧とか、洗面歯磨き、ゴミ出しなどをしなければなりません。毎日、ゴリゴリと働かなければ、出勤できません（笑）。

　どちらかというとうちの奥さんはマイペースで、自分のやりたい家事を自分のペースでやりたい、派です。よって、家事の時間調整はぼくの仕事ということになります。

　ぼくは間接視野で（笑）奥さんや子どもたちが何をしているのかを随時把握し、今、自分が何をやるべきか、タスクの選択、順番づけを秒単位でやらねばなりません。例えば、パンをトースターで焼くというタスクも、家族が食卓について朝食をとるタイミングを理解して、そこから逆算して焼かねばなりません。洗濯機を回すときは洗濯にかかる時間、その後物干しで干す時間を計算し、他の家事とのバランスをとり、逆算しながら行わ

なければムダ時間ができてしまいます。当然、雨天のときは雨天の、晴天のときは晴天の干し方があるわけで、毎日の仕事を完全にルーチン化することは不可能です。朝、淹れるのがコーヒーなのか、紅茶なのかによってもお湯を沸かす時間の計算は変わります。コーヒーのドリップには、紅茶を淹れるよりも時間がかかるからです、まじで。子供が宿題をしていないー、みたいな衝撃の事実が朝発覚することもあります。このような不測の事態にも慌てず騒がず、タスクマネジメント、タイムマネジメントをし続けなければなりません。こんな感じで毎日が戦闘状態の朝の家事。時間を上手に使うための非常に質の高いトレーニングと捉えています。マルチタスクをいかに無駄なく、短時間をいかに有効に使い尽くすか。毎日が工夫の連続です。毎日が、新しい発見の連続でもあります。「おお、こういう時間の使い方もあるんだ」と気づくことは多いのです。

　共働きの忙しい夫婦ですから、「省略」も大事です。例えば、ぼくが子供のときは玄関の掃除と父親の革靴にブラシをかけるのはぼくの仕事でした。でも今は玄関掃除はたまにやるだけ、ぼくの靴はスニーカーなのでブラシは要らん、と省略です。家事を完璧にやろうとするとしんどいですから、健全な形の省略、健全なズボラは大事です。

　さて、このような形で家事をするわけですが、夫婦で厳密に家事の分担ルールを作ったりはしません。もちろん、大まかな分担はあるのですが、「ここまでは俺、ここからはあなた」という厳密なルールは作りません。先の弁当作りは奥さんの担当と緩やかに決まっていますが、奥さんが講演前で準備が大変なときとかはぼくが弁当を作ります。あと、忙しい時期は夕食のおかずを多めに作って、翌日の弁当のおかずに転用して時間をセーブします。とにかく状況判断、サポートが大事でして、基本的に家事とサッカーは全くコンセプトが同じです（笑）。

　余談ですが、時間の使い方を上手にするのには、時間制限のあるスポーツをやるとよいです。いいトレーニングになります。

　時間制限の厳しいスポーツは、バスケットボール、アメリカンフットボール、サッカー、ラグビーなどです。時間制限がない、緩いスポーツは野球、バレーボール、卓球などでしょうか。前者の場合、今が試合時間のどのへんなのか、そして試合の状況がどうなっているかを逆算して「自分

のあり方」を決めねばなりません。もちろん、相手チームの状況や、味方のチームメイトの状況も把握しなければなりません。

　ヴィッセル神戸のアンドレス・イニエスタは、ピッチ上の自分以外のすべてのプレイヤーの位置と状況をいつも把握しているそうですが、そういう天才技は無理にしても、時間の判断、状況の判断は凡人にとってもとても大事です。

　そんなわけで、家事を使ったタイムマネジメントのトレーニング、まじで役に立ちますよ。例えば会議のとき、周りが全然見えてない人が多いです。議題が多くて時間が押してるときは、自分の担当する場所ではできるだけムダ発言は端折って粛々と必要な審議だけすればいいのに、どうでもいい些末なことも全部丁寧に発言しないと気がすまない人のなんと多いことか！　本当にイライラします。

　家事をしているとき、一秒、一秒を大事にしようと思えば、空いている時間を使ってどんどん新しい家事、できる家事、やらねばならない家事を発掘していかなければなりません。ぼーっとしていると時間の無駄なのです。当然、相手が忙しければ、相手のサポートをすることで家事の時間は短縮できます。「弁当作るのは奥さん」と弁当作りを丸投げするより、おかずの一つはこっちで作る、と積極的にコミットしていったほうが家事は早く終わります。

　家事とはチームの活動なのです、まじで。

　家事を重荷、苦痛と考えてしまうとしんどくなります。ゲーム感覚で、楽しく工夫しながら家事をしていけば、忙しい家事も苦痛ではなくなります。特に共同作業としての家事はお互いを助け合っているという満足感もありますから、さらに楽しくなります。そもそも医療従事者は、一般に人の役に立つのが楽しい人たちなのですから。

―― おわりに

　ハルトムート・ローザは、現代社会の時間がどんどん加速しており、時間が足りなくなっていると指摘しています（『加速する社会』　福村出版）。

例えば、かつては何日もかけて「上京」していた人は、今や数時間かける
だけで新幹線で、あるいは飛行機で目的地にたどり着きます。物事を行う
スピードはどんどん上がっていくのですが、意外なことに、それで人が
ゆったりとした時間を過ごせるようになったりはしないのです。加速化さ
れた現代社会においては、人々は昔よりもずっと時間が足りず、せかせか
して、ゆとりのない生活に追いまくられるのです。社会の進化のスピード
が早くなると、新しいテクノロジーについていかねばならず、結局人は時
間に追いまくられるのです。ケインズが「労働時間は1日3時間になるだ
ろう」と無邪気な予測をしていたのは、まったく当たらなかったのです。

　若者は、Netflix や YouTube の動画を2倍速で見ているそうです。コン
テンツが多すぎて、消費しきれないからです。それどころか、映画や漫画、
小説のあらすじだけを「ネタバレ」するサービスを使って、例えば10分間
で映画の内容把握、みたいなことをしているようです。前述のように、ぼ
くも勉強するとき、情報収集するときは2倍速とか、1.5倍速再生はよくや
ります。が、音楽や映画、落語や歌舞伎などを楽しむときは絶対にスピー
ドを速めません。そんなことをしたら、大事なものがこぼれ落ちてしまう
からです。

　嘘だと思うなら、例えば映画『第三の男』、『椿三十郎』、『シェーン』、『ク
レイマー・クレイマー』あたりを倍速で観てみてください。価値がガタ落
ちです。ガタ落ちした価値の映画は記憶に残りませんから、このほうが
ずっと「時間の無駄遣い」ですね。『第三の男』で感動の時間を過ごすこと
ができれば、その記憶は何十年も残りますから。「拙速な徹夜の試験勉強」
くらい、倍速で見る映画は実は「タイパ」（タイムパフォーマンス）に適し
ていません。

　本を読むときも速読は大事です。が、すでに述べたように、ぼくは小説
を読むときは速読はしません。一文一文丁寧に読む「遅読」が重要な本も
多いです。最近は内田樹先生の『レヴィナスの時間論』を読んでいました
が、あまりに難解な内容なので速読ではとても理解できません。この場合
は一文一文、ゆっくり、時間をかけて読まなければ「意味がない」のです。

　タイムマネジメントは、単なるスピードアップやショートカットのスキ
ルではありません。奥歯の加速装置やスタープラチナを持っていれば、タ

巻末対談
「変革への道」

ピョートル・フェリクス・グジバチ

✕

岩田健太郎

144

ピョートル　本書の原稿を読ませて頂きましたが、私たちは考えかたが似ていますね。

岩田　ぼくもピョートルさんの働き方についてのご著書を改めて拝読して、本当に我が意を得たりという思いでした。

ピョートル　ありがとうございます（笑）。

岩田　今回、ピョートルさんとはエッジの効いたお話ができればと思っています。ピョートルさんには医療業界に対する利益相反がありませんので、なにを喋ってもどこからも怒られないと思いますし（笑）。

ピョートル　了解しました（笑）

●医療業界における「人」の扱い方

ピョートル　まず組織理論やマネジメントの見地から医療業界を見ると、人の扱い方が遅れていると思います。

岩田　はい。

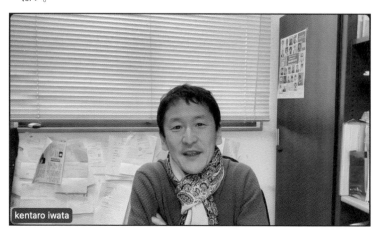

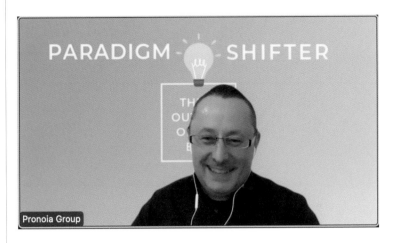

Pronoia Group

PROFILE

ピョートル・フェリクス・グジバチ（Piotr Feliks Grzywacz）

連続起業家、投資家、経営コンサルタント、執筆者。モルガン・スタンレーを経て、Google で人材開発、組織改革、リーダーシップ開発に従事。2015 年に独立し、未来創造企業のプロノイア・グループを設立。2016 年に HR テクノロジー企業モティファイを共同創立し、2020 年にエグジット。2019 年に起業家教育事業の TimeLeap を共同創立。ベストセラー『NEW ELITE』他、『パラダイムシフト　新しい世界をつくる本質的な問いを議論しよう』、『PLAY WORK』、『世界最高のコーチ』など著書多数。ポーランド出身。

ピョートル　　病院では医師が「先生」であって、それを看護師がサポートするというトップダウンの組織です。医師はものすごく勉強して資格を取得したわけですから、権限を持ったオーソリティであることについて明確な理由があります。一方で、その非常に頭が良くて経験もある医師に看護婦がどう接していくか、という組織的な問題が常に存在しています。要は、看護師というのは非常にうつ病になりやすい職業なんですね。私はよく「心理的安全性」という言葉を使うのですが、看護師は医師に対する心理的安全性が確保できない一方で、患者さんに対しては共感・エンパシー・思いやりを示す必要もあります。自らは人に優しく、人を思いやりながら仕事をしなければならないのに、医師が自分を人として見てくれないとしたら、燃え尽き症候群になってしまっても不思議ではありませんよね。

　　あるいは患者の立場から見ると、医師が自分を深く診てくれていない

　ように感じることが多いです。5分で患者を診て「この薬を飲んでくだ
さい」とだけ言われても……医療業界はユーザーファーストな業界では
ないという、ちょっと残念な印象を持っています。もちろん、中にはす
ごく良い先生もいらっしゃるのですが。

岩田　　　それは日本の医療業界特有の現象なのでしょうか。それともどこの国
でも同じなのでしょうか。

ピョートル　他の国も同様ですが、特に日本の病院でその傾向が強いかもしれませ
ん。
　十分な診察時間を確保できないという構造的な制限のなかで皆さんが
動いてくれているのはわかるのですが、サービス業界ではないからユー
ザーファーストでなくてもよい、とりあえず短時間で効率的に問題解決
していこう、という考え方については業界として総合的な改革が必要だ
と思います。
　そもそも、医療業界には「人をみたい」、「人に貢献したい」、「病気を
治したい」といったミッションを持っている方々が多いはずですよね。

岩田　　　そうですね。

ピョートル　医療業界の皆さんがそのようなミッションや自己認識と、現在の制度
的矛盾とをどのように両立させているかについて非常に関心がありま
す。岩田先生はその点についてどのように考えておられるのでしょうか。

岩田　　　はい。まずぼくのバックグラウンドから申し上げますと、ニューヨー
クでのプラクティス経験が5年、北京の診療所でのプラクティス経験が
1年あって、それから時々海外での医療支援を行っています。北京では
在留外国人の診療がメインだったので、中国というよりもヨーロッパ
ベースの診療圏というかんじでした。ですからぼくの感覚でいうと、ア
メリカの医療、ヨーロッパの医療、日本の医療、それぞれを経験してき
ました。先ほどのお話にあった診察時間が短い、きちんと診てもらえな

いという問題は、日本の外来診療において顕著だと思います。

ピョートル　　ええ。

岩田　　OECD のデータにもありますが、日本は一人あたりの外来診療時間が極めて短い国です。なぜなら、日本は他国に比べて外来患者数が圧倒的に多いからなんですね。Facebook を覗くと、日本の医師がよく「午前中に発熱外来で患者さんを 70 人診た」「100 人診た」などとぼやいてるのですが、アメリカでは午前中に 100 人診るなんてことはありえません。時間をかけて丁寧に診てくれるのですが、日本では物理的にもシステム的にも外来患者の話を丁寧に聴くという構造にはなっていません。しかし入院患者の場合は逆です。アメリカでは入院期間が平均 6 日程度と非常に短く、患者はすぐに退院させられます。一方日本では平均25 日以上と突出して長く、入院患者さんは看護師さんとゆっくりお話しできたり、わりとよくしてもらえるのですね。

ピョートル　　なるほど。

岩田　　ぼくは日本の病院では入院患者さんの顔や名前をわりとよく覚えるのですが、アメリカ時代は全く覚えられませんでした。街でばったり会って「先生、あの時お世話になりました」と言われても誰でしたっけ？　というかんじで。

　　ですからシステムの影響はとても大きくて、医療構造が変われば患者さんに接する時間も大きく変わってきます。古今東西を問わず医療従事者のミッションや自己認識は恐らくさほど変わらず、日本の医療者だけが冷たいということはないと思います。ただ、職場環境のせいで外来はとにかく時間がない、入院患者は比較的ゆっくり時間が流れている、というのが日本の特徴でしょうね。

ピョートル　　たしかに、制度や国のシステムの違いによって仕事のしかたや人のみかたも大きく左右されます。医療業界は社会パラダイムにも左右される

非常に複雑な業界ですよね。例えばアメリカでは医療保険に入っていない人たちは1日に何万ドルもの入院費用が発生してしまうし、ワクチンを受ける・受けないといった物議を醸すテーマもあるし、国によっては製薬会社の影響力というものも恐ろしいものがあります。

　結局、医療業界のサービスプロバイダーとしての皆さんが何のために働いて、自分の仕事をどのように捉えて、自分の精神をどのように整えて自分の軸を守っていくか、を深く考えることが重要ではないかと思います。

●看護業界の働き方改革

岩田　　先ほど看護師さんの話題が出たので、その話をしようと思います。

　日本の看護師は非常に離職率が高いです。病院にもよりますが、本書でも書いたように1割弱の看護師が毎年、離職していきます。アメリカの看護師の離職率も高いのですが、彼女たちは病院を辞めてもまた別の病院でまた働き始めます。しかし日本の看護師は、病院を辞めると看護師として働くこと自体を辞めてしまうというパターンが多いです。離職、職を離れるのではなく、職種そのものを捨ててしまうのですね。それはもちろん日本の看護師さんにやる気がないとか患者さんに対する真心がないとかいうことではなく、仕事に耐えられなくなってしまうパターンが多いためです。

　その理由の一つは、先ほど出てきた医師と看護師の関係性の問題ですね。医師から厳しく物を言われて、場合によってはパワハラ・セクハラということにもなって、それが嫌になって辞めるというパターン。

　それから内的な問題もあります。看護師同士でもパワハラやいじめがあるんですね。日本の看護師はほとんどが女性ですから、その女性集団の中での問題です。あるいは年上の師長に若い看護師がきつくあたられる、という世代間の問題もあります。世代間の問題はどの業界にもありますが。

ピョートル　　そうですよね。

岩田　　それからもう一つ。実は看護師がセクハラを受ける相手として最も多いのが患者さん、特に高齢の男性です。ナースがセクハラを受ける相手の七割が患者さんでした。

　　　　患者さんに対しては文句も言いづらいし、看護師には「優しい」、「笑顔」というロールモデルのようなものもあってすぐに怒るわけにもいかない……というように、看護師は医師からも患者さんからも、あるいは内的にも、四方八方からのストレスを抱えることになります。これは構造的な問題です。看護師が働きやすい環境を作るためにはかなりの努力が必要ですし、しかも病院側だけでなく患者側も改善していかなければいけないというのが頭の痛いところですね。看護師さんは本当に大変だと思います。

ピョートル　それらは個々の病院の問題ではなく業界全体の問題ですから、誰かがその改革をリードしていかないとシステムを変えられませんよね。そういった問題は誰が扱って、どう解決しようとしているのでしょうか。

岩田　　日本看護協会という団体があります。そこが看護師の働き方改革を推進していけばよいのですが、そういった団体は上の人の考えかたが少し古いことが多く、昭和のパラダイムのようなものがあるのか、何か問題点があっても「私たちが若い頃は我慢したものよ」みたいなことを言って何事も現状維持になってしまいがち、むしろ改革を停滞させがちになってしまっています。

ピョートル　ああ、なるほど。

岩田　　看護師さんという集団は、医師以上にギルド（職能団体）意識が強いです。だから医師よりも団結力がありますし、病院によっては組合が組織されて労働条件や給料についてのネゴシエーションを熱心に行っています。しかし団結力が高い一方で、外からの意見には耳を貸さない、という性質もあるように思います。たとえばぼくが看護師の外来業務に対して「こういうふうにしたらいいんじゃない？」と提案しても「これは

看護師の仕事ですからあなたは口を出さないで下さい」という反応が多い。病院全体を良くする提言なのだから看護師も医師も関係ないと思うのですが、外部からの声が嫌がられる傾向があります。そういう点もあって、看護師の働き方改革は難しいところがあるんですよね。

ピョートル　看護師の業界だけではなく、閉鎖的な職場は労働組合が強かったり、ハラスメントの問題が多かったりといった共通点があるようですね。

岩田　そうですね。すごく優しい人や患者さんとのコミュニケーションが上手な人を嫌ったり妬んだりする女性看護師さんは少なくないように思います。一般的に、最も生産性のないメンタリティは嫉妬心だと思うのですが……。

ピョートル　そうですよね。

岩田　嫉妬心はチーム全体のパフォーマンスを下げる一方ですから、嫉妬心が多いと大抵ろくなチームになりません。嫉妬は医師の間でももちろん生じますし、世代間・男女間でももちろんありうることで、なかなかしんどい問題だとは思います。

●何が医師の働き方改革を妨げるのか

ピョートル　それでは、医師の働き方改革のほうはどうでしょうか。組織的な動きはあるのですか。

岩田　はい。医師の働き方改革は国が進めようとしています。いわゆる「医師の2024年問題」に対処するため労働基準法からアプローチして、外部から働き方改革を推進しようとしていますし、僕らも内部からそれに合わせようとしているところです。これは医療業界にかなり大きな変革をもたらす可能性があります。なにしろ医師の労働環境は構造的な問題をたくさん抱えていて、ピョートルさんが感じている日本社会の効率の

悪いところを煮詰めて、もっと酷くしたような業界ですから。

ピョートル　（笑）

岩田　そもそも、上手に働くことが悪いことだと誤解している医師が非常に多いです。夕方に仕事を終えて家に帰るのが「悪い医者」、夜中や朝まで働いて、その後また外来で患者さんを診るのが「良い医者」だと思われていて、SNS でも医師本人が「昨日も全然寝られなかった」、「今日も寝ていない」、「明日も寝れない、最悪だ」と喜々として言い合っているわけですから（笑）

ピョートル　なるほど（笑）

岩田　心の底で「そんな超ブラック企業的な労働環境で働く私は素晴らしい医者だ」という裏腹な思いがあるのでしょうね。そう考えている人たちの集団ですから、働き方を改革しようというインセンティブは起きようはずがありません。

ピョートル　そもそも「働き方改革」に本当に意味があるか、という問題についてあちこちで議論しているのですが、結局のところ「働き方」というところから入ってしまうと根本的な問題を解決できません。そうではなく、必要なのは「経営改革」と「生き方改革」です。経営改革についてはどの業界も同じで、サービスの流れの設計と value proposition の設定が非常に大事です。生き方改革については、先ほど「医師は朝まで働くのが美徳」というお話がありましたが、そういった医療業界の問題を解決していくための leverage はどこにありそうでしょうか。

岩田　一番簡単なのは世代交代でしょうね。若いドクターで朝まで働くのが美徳だと思っている人はほとんどいませんから。

ピョートル　世代交代ですか。それは医療業界以外にも言えることですね。

152

岩田　ぼくはいま51歳です。ぼくらやそれより上の世代が大事だと思っていたもの、例えば学位を取るとか、出世して教授になるとか、あとはお金持ちになるとか……そういったパラダイムが若い世代ではだいぶ崩れてきています。べつに教授なんかならなくてもいいし、出世もしなくていい、お金はたしかに欲しいけど徹夜を重ねてまでは嫌だ、という人が増えています。寝ないで働いていればいつか出世する、いつかお金が入ってくる、とリターンを期待して我慢していた人たちの世代から「そんなリターンはいらないよ」という世代に変わっていくに従って、われわれ雇用側の世代も変わらざるを得なくなり、働き方の変化が起きようとしています。でも、今の状態でどんな変化が起きるかというと、サボタージュが起きてみんな働かなくなる。ただそれだけなんですね。この現象が如実に現れたのが新型コロナウイルス感染症の現状です。「コロナは診たくない」といって多くの医師が診療拒否していたわけですから。

ピョートル　なるほど。

岩田　サービスを激減させることで皆の仕事が減る、というのはよくあることだと思いますが、それは本来の働き方改革ではなく、単にサボタージュをしているに過ぎません。そこはefficiencyを考慮に入れていかなくてはいけないのですが、日本の医療界にはefficiencyという観念が全くなく、どちらかというとinefficientであることが美徳です。少ない労力で、多くのアウトプットを出す、医療の質そのものを低くしない。その代わり、ブルシット・ジョブは全廃して、必要なことだけに職能を発揮し、イキイキと楽しく仕事ができるのがよいと思います。効率がよく、生産性が高いのは、よいことなのです。

●ポーランドと日本の対比から見えてくるもの

岩田　ピョートルさんご自身のことも訊かせて下さい。ピョートルさんの経歴が非常に興味深かったのですが、ポーランドでお生まれになって、ドイツ、オランダ、それから現在は日本で暮らされていますね。そのなか

で、ご自身のあり方に最も影響を与えた国はどこでしょうか。

ピョートル　恐らくポーランドと日本ですね。

岩田　そうなのですか。

ピョートル　昨日うちのオフィスにポーランドの大使と官公庁の方が来て観光プロモーションの打ち合わせをしていたところだったのですが、日本の方はポーランドのことをあまりご存じではありませんよね。

岩田　わからないです。

ピョートル　ポーランドは非常に激しい歴史のある国です。国境も変動していますし、現在も隣国のウクライナで戦争が続いています。私は何冊か本を執筆する過程で自分のルーツを考え直したのですが、非常に合理的で、生産性を重視して、意味がないことをやらないというポーランド人の国民性に強く影響されていると気づきました。ですからたとえば会話のなかで「それはどういう意味ですか」、「なんでそれをやるんですか」が口癖みたいによく出てくるんですよ。

ポーランドでは戦争のせいで財産や家族を失う人が大勢いて、また45年におよぶ共産主義の影響もありました。ですから risk taking とリスク管理を同時進行でするというのがポーランドの文化となりました。

一方で、私には日本の文化がちょうどよいかんじに思えていますし、日本とポーランドの共通点もあります。例えばどちらも長い友情関係を大切にします。英語圏のような短い transaction ではなく、長い関係を構築していく文化です。最初から信頼しないという前提で少しずつお互いを試していくという文化は双方に共通していて、恐らく英語圏の人に比べるとポーランド人の私は日本人の「本音と建前」を無意識のうちに理解できていたと思います。

それから日本人はショパンが好きですが、その理由はなんとなく推測できます。ポーランド語で「żal（ジャル）」という言葉があります。切

ない・もったいない・悲しい、など様々な意味がありますが、ショパン
の音楽のそういった感覚は日本文化に通じるものがあります。

　そのようなポーランド文化と日本文化の似ている部分、異なる部分を
いかに組み合わせていくか、というのを日々自分なりに試みています
が、自分の合理的な側面は共産主義を経て資本主義になったポーランド
の影響が非常に強いです。

岩田　　　いまお話を聴いていて不思議に思ったのですが、ぼくは共産主義国と
は非合理的で効率が悪い社会だという印象を抱いていました。ぼくが中
国に住んでいた時にデパートに買い物に行くと、まず品物を選ぶのを手
伝ってくれる店員がいて、次に会計係の人がいて、品物を渡すと今度は
包んでくれる係の人がいて、さらにお金を渡す係がいて……というかん
じで、ひとつの買い物をするのに何人もの店員を経由しなければなら
ず、時間もかかるし無駄だなと感じていました。そういう経験もあって、
共産主義＝効率の悪い社会というステロタイプがあったのですが、ポー
ランドはそうではないのですか。

ピョートル　　おっしゃる通りです。ただそこで重要なのは、ポーランドが共産主義
になったのは望んでのことではなく、ソ連の支配を受けたときに押し付
けられたものだったということです。共産主義という社会システムの裏
で実は皆そのシステムを信じていないという状態でしたので、面白いこ
とに共産主義の陰では資本主義的な動きがあり、ブラックマーケットの
ようなものもありました。そのような背景があったため、ポーランドは
1989年に共産主義が終わった途端に行き過ぎなほどの資本主義国にな
りました。現在は経済的に成長し、ランチの料金は東京のほうが安いぐ
らいです。わずか20〜30年で資本主義社会に復帰できたというのは、
ポーランド人の民族性を語るうえでわかりやすい一例だと思います。

岩田　　　表向きは共産主義国家だったけれど、裏では実は合理主義、というこ
とですか、なるほど……日本はその逆みたいなところがありますね。

ピョートル　（笑）

岩田　日本は第二次世界大戦後にアメリカ主導で民主国家になりました。その後日本が高度経済成長を遂げた理由はいくつかありますが、その一つが長時間労働でした。1950〜1970年代は日本人の労働時間がものすごく長い時代なんですね。たくさん働けばたくさん物が作れてお金持ちになれるということで、競争というよりもみんな横並びで働くというかんじでした。これは、どちらかというと共産主義的ですよね。ただ、そのやり方で1980年代ぐらいまでは成長できていたのですが、1990年代ぐらいにバブルが弾けて、それから日本は長らく低迷することになりました。

　日本には70〜80歳台の政治家が多いです。彼らにとっては労働時間を長くすることで経済成長を遂げる、しかもみんな平等でコンペティションなし、という過去のビジネスモデルがデフォルトなんですね。そしてその長時間労働の裏にあるのは女性が家庭で主婦をやって、男性が遅くまで会社で働くというモデルです。医師の場合は、男性医師が病院に残って夜遅くまで働くということになります。しかしそれらは奥さんがワンオペで家事をして、子供の世話をして……という構造がないと無理ですよね。

ピョートル　ええ。

岩田　ぼくは子供の夕食を作るために病院に残らずすぐ帰宅しているのですが、それを完全に放棄できる特権を持っている男性医師は、今も夜遅くまで病院に残っています。つまり現在の日本に残っている問題の多くは1950〜1960年代のエートスを引きずっていて、かつ日本のリーダーである政治家は海外と比較して高齢なので、政治も当時のエートスそのままなんですよね。ですからポーランドが合理的だという先ほどのお話と全く逆の構造で日本が非合理的なのだ、ということがよくわかりました。

ピョートル　社会構造や家族構造もこの話に関係してきますね。ポーランド人は男女平等意識がかなり強いです。昨今はダイバーシティ＆インクルージョ

156

ンということがよく言われますが、女性の活躍、たとえば女性役員の数
などをみると日本に比べてポーランドは圧倒的に多いです。共働きも当
然で、家事も男女平等で行います。ですから男性も「子供のご飯を作ら
なければならないので帰ります」と当然のように言える文化ですし、よ
ほどの理由がないかぎり、残業すると奥さんに「なんであなたはそんな
に仕事ができないの！」と逆に怒られてしまいます。

岩田　　（笑）

●アウトプットを意識する

ピョートル　　私は、仕事とはプロセスではなくアウトプットだと考えています。ま
ずどのようなアウトプットであるべきかを逆算して、そのアウトプット
に一番楽に、そして一番速くたどり着く道を探すことこそが仕事なので
す。しかし日本企業にはそういった考えがあまりないように感じます
し、日本の病院もきっとそうなのではないでしょうか。たとえば日本で
は、始業時間になったらとにかくデスクに座りなさい、朝礼に出なさい、
といったように決まったプロセスを重視します。でも、それが自分の仕
事のアウトプットにつながるのかつながらないのか、という議論は残念
ながらほとんどありません。

岩田　　そうですね。アウトプットとは、言葉を変えればビジョンだと思いま
す。ビジョンとは「目に見える世界がこういう世界になってほしいなあ」
というもので、そのビジョンから逆算してそうなるためにはどうすれば
よいか考える、という話だと思います。日本の社会や病院にはそういっ
たビジョンがありませんね。

ピョートル　　ええ。

岩田　　一応、院内の壁には「患者さんのために全力を尽くす」といった「ビ
ジョンなるもの」が貼られてはいるんですよ。でもそれは本来の意味の

ビジョンとは言えませんよね。「患者さんに全力を尽くす」のはあくまで
手段であって、そうすることによってその患者さん自体がどうなるの
か、というアウトカムについてはほとんど考えられていません。

　結局、日本の病院のエートスは「一所懸命やる」だけなんですよ。そ
こでいう「一所懸命やる」とは、17時までに仕事を終わらせてさっさと
帰る、ということではなく、17時までにできそうな仕事を23時までや
る、ということであって、それが日本的な「一所懸命」の示し方なんで
す。17時までに終わらせて帰る人は怠けていると逆に受け取られてしま
う。これが日本の医療業界の典型像ですね。

　現在、新型コロナウイルス感染症の影響で多くの病院が大赤字です
が、同時にほとんどの病院では医師の残業が常態化しています。医師の
残業代は高額で、病院の支出増加の一因にもなっています。患者さんを
診て、入院させて、薬を飲ませて、退院させる、という一連のプロセス
に対して診療報酬が生じますが、その報酬は固定されています。そうす
ると、その固定化された診療報酬に対してどれだけ出費を減らすか、と
いう考え方が非常に大事なはずです。無駄な検査や残業をできるだけ減
らす、という考えは病院の経営において非常によい効果をもたらすにも
かかわらず、そういう発想自体が医師側にない。残業ばかりして病院経
営を圧迫している医師がよい医師だとみなされますし、中には病棟で、
わざとだらだら時間を浪費して残業代を稼いでいるような確信犯もいま
す。非常に問題だと思いますね。

ピョートル　　なるほど（笑）。

　岩田　　ピョートルさんが指摘されたアウトプットというものに対する意識が
非常に低いのでしょうね。

ピョートル　　組織の設計について考えたとき、どのように利益を得るかはもちろん
重要ですね。ただ、それもしっかり考えないと問題が起こり得ます。例
えば、コンサルティング業ですが、1時間の料金いくらぐらい、という
のが業界でおおむね決まっています。でも率直に言えば、そういった「1

時間働いたらいくら」という料金の考えかた自体も考え直す時期に来ています。時間を潰せば給料が上がる残業代のようなシステムではなく、成果を出せば給料が上がるシステムであるべきですよね。

●テクノロジーは医師の働き方を変えるか

岩田　最後に、テクノロジーによって日本の医療のここがよくなる、というものがあれば教えていただけますか。

ピョートル　どんな領域であっても、現代においては最新テクノロジーの動向を無視してビジネスを展開することが難しくなっています。なぜなら、テクノロジーによって全てのプロセスが自動化されるからです。

　「自分はエンジニアではないからテクノロジーは関係ない」と思っている医師もいるかもしれません。しかし、ネットの世界はどんどん自動化されていきますし、人手もあまりかかりませんから、医師のライバルはウェルネス・アプリという日がいずれやってくるかもしれません。今の世の中、デジタルと無関係でいられる人はいないのです。

　最新テクノロジーのような既存の仕事の方法を根本から覆す破壊的イノベーションは、ある人にとってはチャンスですが、今までそれを仕事としていた人にとっては大ピンチとなることもあります。時代の流れを読んで生き残るためにも「関係ない」では済まされません。文系・理系に関係なく、誰もがテクノロジーについて知っておく時代が訪れたのです。

　そもそもテクノロジーは何のために発展するかというと、世の中にある様々な問題を解決するためです。面倒臭いことをなくすためにテクノロジーがあり、自分がいちばん苦手な作業、最もやりたくないことをテクノロジーが代替してくれるようになります。今まで一日かかっていた作業を一時間で終えられるようになる、そう考えると急にテクノロジーが身近に感じるのではないでしょうか。つまり、楽をしたければテクノロジーを導入したほうがよいのです。パソコンがなかった時代の仕事のやり方を考えればわかるはずですよね。以前は何をするのもほとんど手

作業でやっていたのですから。

　逆に、テクノロジーを使わないと非効率で無駄な作業を延々と続けることになります。一日かかる仕事はいつまで経っても一日仕事のまま。最新のテクノロジーを導入したライバルたちが空いた時間に創造的な仕事をする中で、ひたすら生産性の低い単純作業をしていたとすれば、競争力はどんどん低下するでしょう。これでは勝負になりません。

岩田　　新しいテクノロジーを使うかどうかの判断は個人、たとえば組織の上の人の好き嫌いに影響されることも多いように思います。

ピョートル　　人間は年齢を重ねるほど保守的になりがちで、最新のテクノロジーを敬遠するようになります。特に年功序列型の日本企業では「年齢が上＝ポジションが上」というケースがほとんどなので、決定権を持った人ほど古い考えに凝り固まっている可能性がありますね。

　しかし、そう言ってばかりもいられません。たとえば、病院のスケジュール管理ひとつをとってみても、メンバー全員の予定を一元管理できるクラウドサービスを使えば楽ですし、進捗を報告するだけの単純な会議をなくすこともできますよね。しかし「ぼくはそういうのは使えない」という人が一人でもいると、その人だけメールで報せたり、場合によってはわざわざ紙で出力して配布したり、と手間が増えてしまいます。

　最悪なのは、院長など年上の上司が「そういうのは使えない」というケースです。チームリーダーがテクノロジーに対して理解がないと、新しいシステムを導入することさえ難しく、結果として時代遅れで非効率なシステムをずっと使い続けることになりかねません。

　組織で新しいテクノロジーを導入するときは、いちばん出来の悪い人が基準になってしまうのです。使いこなせない人が一人でもいるとシステムを導入するメリットが失われてしまいます。そんな人にも使い方を教え、チーム全体の効率を上げていこうと思ったら、テクノロジーへの最低限の理解や知識は欠かせないでしょう。

岩田　　では、テクノロジーが苦手な人がそれを克服して、逆にそれを味方に

つけるためにはどうすればよいのでしょうか。

| ピョートル | 当たり前のことかもしれませんが、毎日テクノロジーの情報を浴び続けることです。経済誌や業界紙、ネットニュースなどを見て回って、普段から関心を持ってアンテナを張り巡らせておけば、必要な情報は自ずから手に入ります。また家電量販店の旗艦店に定期的に足を運んだり、話題のアプリやウェブサービスをいち早く試したり、最新のガジェットを手に入れて使ってみたりして、常に情報をアップデートしておく必要もありますね。

「流行りものなんて自分には関係ない」、「今さら新しいサービスを試すなんて面倒臭い」、「最新機種など自分には使いこなせない」と思って遠ざけた瞬間から、時流に乗り遅れ始めるのです。いったんトレンドを追うのをやめてしまうと、もう一度キャッチアップするのはなかなか難しく、あっという間に取り残されてしまいます。念のため言っておくと、テクノロジーを味方につけるために、今からプログラミングをマスターせよとか、最先端の科学を専門レベルで学べ、ということではありません。あくまでユーザーとしてテクノロジーのトレンドを最低限押さえておきましょう、それらが世の中に与える影響について知っておきましょう、自分なりの判断基準を持つために普段からそうしたサービスに慣れ親しんでおきましょう、ということです。

岩田　そうですよね。

ピョートル　テクノロジーというものは、自分の脳や身体のエクステンション（拡張）のようなものです。スマホが一台あればいつでもどこでも情報収集できますし、勉強も読書も音楽も、これ一台でOK です。写真や動画を撮ったらその場で編集して、すぐ人に送ることもできます。テクノロジーによってこれからの人生がどれだけ変わるか、実際にスマホを使ったことがなければ実感するのは難しいでしょう。手に入れて、実際に触ってみることによって様々な気づきが得られますし、そこに新しいビジネスのヒントが見つかるかもしれません。

　逆にテクノロジーのトレンドに疎いと、リーダーシップを発揮しようにも、取りうる選択肢の数が減ってしまいます。急激な変化の中で成果を出すためには、時代の一歩先を読み、テクノロジーを味方につけるマインドが求められます。

岩田　　よくわかりました。本日はお話を聞かせて頂き、どうもありがとうございました。

ピョートル　　ありがとうございました。

著者略歴

<ruby>岩<rt>いわ</rt></ruby><ruby>田<rt>た</rt></ruby><ruby>健<rt>けん</rt></ruby><ruby>太<rt>た</rt></ruby><ruby>郎<rt>ろう</rt></ruby>

島根県生まれ

1997 年	島根医科大学（現島根大学）卒業
1997 ～ 1998	沖縄県立中部病院研修医
1998 ～ 2001	セントルークス・ルーズベルト病院内科研修医
2001	米国内科専門医
2001 ～ 2003	ベスイスラエル病院感染症フェロー
2002 ～ 2006	ロンドン大学熱帯医学衛生学校感染症修士コース（通信制）
2003 ～ 2004	北京インターナショナル SOS クリニック家庭医
2004	米国感染症科専門医
2004	亀田総合病院総合診療部・感染症内科部長代理
2005	同部長
2006	同総合診療・感染症科部長
2008 年	神戸大学大学院医学研究科微生物感染症学講座感染治療学分野教授
	現職

タイムマネジメントが<ruby>病院<rt>びょういん</rt></ruby>を<ruby>変<rt>か</rt></ruby>える
―<ruby>医療<rt>いりょう</rt></ruby><ruby>現場<rt>げんば</rt></ruby>における<ruby>働<rt>はたら</rt></ruby>き<ruby>方<rt>かた</rt></ruby><ruby>改革<rt>かいかく</rt></ruby>―　　　　©

発　　行　2023 年 4 月 20 日　　　1 版 1 刷

著　　者　<ruby>岩田<rt>いわた</rt></ruby>　<ruby>健太郎<rt>けんたろう</rt></ruby>

発 行 者　株式会社　　中 外 医 学 社

　　　　　代表取締役　青 木　　滋

　　　　　〒 162-0805　東京都新宿区矢来町 62
　　　　　電　話　　03-3268-2701（代）
　　　　　振替口座　　00190-1-98814 番

印刷・製本/三報社印刷（株）　　　　　　〈HI〉
装丁/川原田良一
ISBN 978-4-498-14844-4　　　　　Printed in Japan